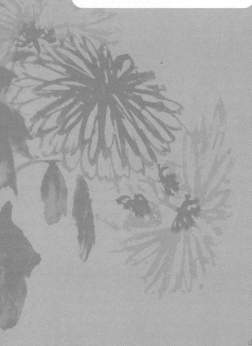

中医师承学堂

常用方剂真传心悟

赵振兴◎辑录

李　源◎整理

杨权利
韩　伟
安翠娜
邵利明
周国栋
李旭阳
赵安博◎参编

U0295852

山西出版传媒集团
山西科学技术出版社

图书在版编目（CIP）数据

常用方剂真传心悟 / 赵振兴辑录 . -- 太原：山西
科学技术出版社，2021.11（2023.8 重印）
ISBN 978-7-5377-6106-2

Ⅰ.①常… Ⅱ.①赵… Ⅲ.①方剂学 Ⅳ.① R289

中国版本图书馆 CIP 数据核字（2021）第 159671 号

常用方剂真传心悟
CHANGYONG FANGJI ZHENGCHUAN XINWU

出 版 人	阎文凯	
辑 录	赵振兴	
整 理	李 源	
策 划 人	杨兴华	
责 任 编 辑	杨兴华 翟 昕	
助 理 编 辑	文世虹	
封 面 设 计	杨宇光	

出 版 发 行　山西出版传媒集团·山西科学技术出版社
　　　　　　地址：太原市建设南路 21 号　邮编　030012
编辑部电话　0351-4922078
发行部电话　0351-4922121
经 　 销　各地新华书店
印 　 刷　山西基因包装印刷科技股份有限公司

开 　 本　880mm×1230mm　1/32
印 　 张　8.5
字 　 数　169 千字
版 　 次　2021 年 11 月第 1 版
印 　 次　2023 年 8 月山西第 2 次印刷
书 　 号　ISBN 978-7-5377-6106-2
定 　 价　36.00 元

出版前言

　　赵振兴先生是河北省名中医，全国第六批老中医药专家学术经验继承工作指导老师，在临床一线从事中医临床工作 40 余年，累计接诊患者达 40 余万人次。先生学术功底深厚，临床经验丰富，在中医老年病、情志病、内科疑难杂病方面获效颇丰，兼且执患如亲、扶掖后学，在临床、教学方面均有建树。弟子们得先生传道授业，多已成为各地中医骨干，但有此机缘，遂将先生经验、心得进行辑录，尝以一家之言飨同道、传后学，以广医道。

　　此次整理的先生书籍都是他认为很有价值的知识结晶，其中既有在日常分享于学生的读书心得、临证感悟，也有临证中治病、带教的个人经验，还有弟子们对大量医案整理回顾的精华。

　　内容形式为一条条论述看似散碎，但细细品读就能发现其中尽是先生业医数十年的金玉之言，中间省略了太多不必要的说理论较，直奔主题，是一本实用而又干货满满的临床医著。

　　书中关于药物、方剂、病证的论述均为作者根据自身临床经验、心得于临床带徒探索验证、深思感悟辑录而成，仅供读者参考。但欲施用，须在专业医生的指导下辨证处置，不可盲目照搬书中内容。

　　本书中涉及的贵重药或野生动物类药，如穿山甲等，请注意使用替代品；涉及的非常用药材如指甲、童便等，为作者个人临床经验实录，请读者辨证看待。

山西科学技术出版社

● 学【中医理论】
● 听【方剂知识】
● 诵【方剂歌诀】
● 品【名医故事】

扫码领取

曹·序

　　庚子年中秋、国庆双节期间，收到河北名医赵振兴先生五部丛书的书稿，名曰《中医师承学堂》，包括中药、方剂、医学人文、内科、肿瘤与其他疾病的诊治经验，几乎就是一部百科全书式的集大成之作，是他多年读书研究、临证治病、带教学生的经验之谈。虽然书中丰富的内容，不一定都是个人原创，但都是他看得上，认为很有价值的知识结晶，虽是一段一段的文字，一个一个的药物、方剂、病证的"杂谈"，但都是有感而发，有体会而谈的散金碎玉，很少有长篇大论的大块儿文章。

　　可以说，这是一套很实用也很特殊的学术著作，每一个题目下边，都是一条一条的论述，有的长，有的短；相互之间可以有层次递进的关系，也可以是互相联系不紧密的排列；有的是古人经典的论述，有的是今人临床的经验交流，虽未必都是自己的心得体会，但一定是赵振兴先生觉得很有必要收录，或者经过自己的"再验证"，属于"传信方""实验录"的内容，可以有益于临床经验积累，皆可属于挑拣出来的珍宝，就像是收藏家到自由市场去"捡漏"，尽管随手"捡"来，却又弥足珍贵。

　　由此，我想到了《论语》，也想到《朱子语录》《名人语录》等，只有大学问家才能"随心所欲，不逾矩"。省略了一切不必要穿靴戴帽的礼数，也没有客客气气的絮叨，一切都是直奔主题，说就说得让你拍案叫绝，说就说到你的心坎儿里，点到你痛处的穴位，直接告诉你答案，让你刻骨铭心，永记不忘。

能写出这样的书来的人，一定是读过万卷书，看过无数病人的"斫轮老手"、杏林英杰。

我几年前，有幸目睹过赵振兴先生的藏书，那是他"处理"这些图书的最后一个程序，他把自己购买并读过的书，像砌墙一样码在屋子的墙边，有几米长、一米来高，他告诉我："这些书都成了"负担"了，没地方放了。你看着给它们找个合适的地方吧？最好不要当烂纸处理了。"之后，经过我的介绍，河北中医学院图书馆白霞馆长在领导嘉宾的见证下，接收了这几千部图书的捐赠，随后开辟了赵振兴先生赠书特藏阅览部。它们可以告诉后来的学子，一个中医大家是如何成长的。

如果说，赵振兴先生是很有特点的临床大家，可以从他的挂号来谈，他的号是一号难求。他出诊的地方，虽说是一周五个半天，但是半天经常延长为多半天，病人太多，难以下班。

有那么多的病人等着，还能看那么多的书，写书的时间就难安排了。因此，这就有了本书"散金碎玉体"特殊形式的基础。当然，最后形成著作，多亏有李源等徒弟的勤学好问，不断积累，也有编辑部各位领导的支持，才能以丛书的形式与大家见面，并以此留给后世，见证中医传承的艰辛。

有很多的读书体会，难以尽述，与大家一起共享。

虽然写了不少文字，在结束这篇序言的时候，仍然没有一吐为快的感觉。有的只是心中的沉重：读者朋友真能理解作者的苦心吗？

我不知道最后答案，因此，惴惴不安，唯恐辜负了赵先生的好意。

河北省中医药科学院　曹东义
二零二零年十月一日国庆节
庚子中秋序于求石得玉书屋

扫码领取

• 学【中医理论】
• 听【方剂知识】
• 诵【方剂歌诀】
• 品【名医故事】

在石家庄学习工作生活 30 多年，早就听闻石家庄市中医院的赵振兴先生医德高尚、业务精纯、中药处方率 100%，门诊量巨大。我和赵先生的高徒——宁晋县李源大夫交往多年，相知相熟。我的恩师李士懋大师曾受邀在石家庄市中医院出诊，正好和赵先生的工作室对门，如此便对赵振兴先生有了进一步的了解。

赵振兴先生，全国第六批名老中医药学术经验继承工作指导老师，河北省名中医，石家庄市十大名中医，全国劳动模范，河北省第九、第十届人大代表，为河北省中医药事业的传承发展积极建言献策，多次受到国家领导人的亲切接见。40 多年来，他潜心中医临床，一直在门诊一线工作，患者遍布全国各地，还接诊过日本、韩国、肯尼亚等外国友人。他视患如亲，千方百计为患者提供"简便廉验"的中医特色服务，被患者誉为"人民的好医生"。

40 多年的中医临床历程，赵振兴先生积累了丰富的读书心得、临证悟语、前贤教诲等珍贵资料，他时常把这些丰富的资料以"备课"的形式，传授给跟他学习的中医后学和弟子们。日积月累，逐渐衷稿成卷，他的高徒李源大夫征得先生同意后组织一些学生、弟子，将这些资料毫无保留地汇总分类，集结出版，充分展现了赵先生为传承发展中医事业、嘉惠后学的拳拳之心。

这套赵振兴《中医师承学堂》系列著作的整理完成，体现了中医师徒在传承发展中医药事业过程中的重大意义，我有幸先睹为快，书中真实记录了赵振兴先生治学、带徒、积累的临证实践经验。比如在如何读书学习方面，赵先生说："医者要养成读书的习惯，有闲暇时间，怡情养性，深思医理，做到学贵专一。不读医书，难明医理；不得师传，难得捷径。白天接诊晚上读书，应成为行医者之习惯。临证之余，要多读先贤医案，通过医案的阅读可以感悟先贤的望诊之神，闻诊之巧，问诊之妙，切诊之功。从医案中可以了解先贤辨证思维的精华，体会医家识病之准，用药之精妙，培养诊治疾病知常达变之能力，有助于习医者临床识病、知脉、用药、提高诊疗水平，深化实践技能。"在中医传承、跟师学习方面，赵先生提出："跟师学习，要认真学习老师的品格、医德、人文素养和执着的专业精神，这种中医人的精、气、神是书本上永远学不到的。学医应先学做人，后学医术，人不立则医难成。"在临证施治的经验方面赵振兴先生既有自己的很多自拟验方，又有学习前贤的经验拓展，比如荣络四药（由当归、白芍、天麻、鸡血藤）。能养肝血、益肝阴、荣血脉，临证常用于痹证日久、肝肾不足之肢体麻木疼痛，确有良效。对于瘀血明显者赵先生则常用之与麻痛四药（当归、丹参、僵蚕、鸡血藤）配合效果显著。再比如对于七情为病，症状复杂，失眠多梦，辨证无从下手、或无证可辨者，赵先生根据周易之理，自拟夜交藤预知子汤，本方可协调人与天、脏与腑、人与人之关系，从而达到阴平阳秘，精神乃治之目的。

《中医师承学堂》内容丰富，经验宝贵，书中一言一语、一方一药、一招一式均经赵先生揣摩参悟，可传后世，其积累不易，对中医临证有较高的参考价值和借鉴意义，该系列著作的整理出版发行，必然会让更多谦虚向上、积极追求精深医术的中医后学从中受益，故乐之为序。

国医大师李士懋传承工作室主任　王四平

于 2021 年 3 月 6 日

扫码领取

·学【中医理论】

·听【方剂知识】

·诵【方剂歌诀】

·品【名医故事】

前　言

　　吾师赵振兴先生，乃河北省名中医，全国第六批名老中医药专家学术经验继承工作指导老师。他在临床一线从事中医临床工作40多年，累计接诊患者达40余万人次。擅长治疗中医老年病、情志病、内科疑难杂病，学术功底深厚，临床经验丰富，谈吐儒雅，待患如亲。对中医药事业有着深厚的感情，在培育后学方面，亦付出了大量心血，很多中医后学，通过各种渠道前来拜师、跟诊学习者累计有近千人之多，其中许多人已经成长为当地或本单位的中医业务骨干和（或）知名专家。近年来，先生在中医诊治疑难病方面，结合积累的临床经验对"玄府学说"进行了深入的探索，并在临床中取得初步的成果。此次有机缘能够把跟师10多年来积累的笔记、心得整理成册，惠及后学，利益更多大众，实乃一大幸事，整理过程亦使我获益良多。

　　记得在2006年前后，某君在网上发起"取消中医"的网络签名行动，搅得整个医药行业纷争不断。关于中医废立之说的争论，至今仍未停息。在此背景下，经河北省中医科学院曹东义教授的引荐，我有幸拜赵振兴先生为师。侍诊抄方，聆听教诲，深感幸运，我非常珍惜这求之不得的学习机会，克服当时出行不便、家庭经济拮据等困难。3年多风雨无阻的每周往返于宁晋与石家庄，跟随先生侍诊、抄方，甘苦自知。恩师崇高的医德，严谨勤奋的学风，精湛的医术，都令人"仰之弥高，钻之弥深"，也激励着吾侪奋进前行。跟师学习期间，我们记录和收集了恩师大量的医案、笔记、授徒资料等，其中一部分医案已经于2015年前后陆续出版发行。

岁月如梭，转眼间10多年过去了，回首跟师路，感慨颇多。当年恩师赵振兴先生曾嘱托我的一段话："作为一名医生，当你面对患者时，要把年长者视作父母，年龄相近者看作兄弟姐妹，年少者当作自己的后辈来看待，那你一定会是个好医生，一定会得到人民的尊重、患者的认可。"在日后行医的过程中，我时刻以这段嘱托为对照，立志做一名"人民尊重，患者认可"的好医生。通过跟师学习，我的职业信仰更加坚定，医术也得到很快提高，中医之路越走越宽，恩师的医德、修身、为人等高风亮节成为我人生的一面镜子，坚定了我走好中医路的信心，和做一名人民爱戴的好中医的决心。

做为一名基层中医，我自幼酷爱岐黄之学，早期学习阶段无师指点，虽用功勤奋，早起晚眠，伏案笔耕；临证读书，亦不敢稍有懈怠，加之天资不敏，学历不高，临证之际常遇困惑。能有如此机缘跟随先生学习深造，是我人生幸事，获益之多难以尽述。

恩师临证强调"身心同调"，切脉、察舌后，先通过"话疗"与患者交流沟通，先生诊室里常常充满笑声和欢乐。就是在这看似不经意间，其实已经采集了病史，掌握了主症，随即处方用药，精当效佳。尤其是处方完毕后，先生会根据患者的秉性脾气、家庭环境、经济状况、工作特点和人际关系等，现场即兴送一篇"白话诗"，作为一张特殊的"心理处方"给有情绪影响的患者。比如，待诊期间有一位退休干部患有失眠、烦躁、四肢不宁等症，恩师处方完毕后，让我们在其病历册上写到"一生谨慎话不多，干活不少生内火。困难面前有压力，四肢不宁颤抖多。粗茶淡饭胜美餐，苦尽甘来幸福多。带病延年春常在，中医养生不停歇。"还有一位患重病的教师，在服药初愈后，复诊时恩师让学员在其病历册上写到"大难不走福在后，粗茶淡饭少吃肉。心胸开阔宜坚持，调整脏腑能长寿。调养脾胃多喝粥，逢人就笑人不愁。"这样的例子在先生临证过程中比比皆是，不但治疗了身体不适，也帮助患者打开了心结，提高了疗效。在侍诊期间，记忆犹新的一位男性老年痴呆症患者，曾在北京、上海等地的各大医院诊治疗效不佳，后经人介绍前来就诊。恩师根据其临床表现及舌脉特征，处方以养阴滋肾、开窍醒脑之法，加减变通，坚持服药3年余，得以痊愈。恩师治愈如此复杂疑难之大症，我亦甚感中医之神奇，先生之术高。我们就是在先生营造的这样一种氛围中，潜移默化、受益无量……

先生治学、临证授徒不尚空谈，尽在"精诚"二字上下功夫，每次侍诊，先生总是为我们准备一些他自己的临证感悟、读书心得等资料，让我们记录抄写，临证揣摩。多年来我们谨遵先生教诲，不间断地记录、修习。日积月累，不意间竟已积稿成沓，记录了百余万字。这些务实求真、实实在在的中医瑰宝虽是只言片语，亦不宜独立成章，但都是先生临证探索验证，深思感悟，可师可法的宝贵经验。我们这次在先生具体的指导下，一起将恩师数十年积累的授徒资料，进行了精心分类、编撰，汇集成册，编成《中医师承学堂》（《常用药物真传实录》《常用方剂真传心悟》《中医人文修养传心录》《临证拾贝》《内科疾病临证点拨》），以广传播。愿能够为中医药事业薪火相传，奉献力量。

步入中医之门的每一步，除自我努力之外，都仰仗了众多的助缘，这套资料的完成也不例外。初稿的收集大多数是在石家庄市中医院先生坐诊的老年病科完成，在此特别感谢医院历任领导们的支持和科室同仁们日常中的帮助；后期的整理，其中以内科为主的内容主要由杨权利师兄主持，医学人文部分主要由韩伟师兄领衔，肿瘤与临床各科主要由周国栋师兄费心，方剂内容主要由安翠娜师姐负责，剩余的中药部分由我负责完成，最后则由我勉力统稿。在这个过程中石埜（王志勇）先生、杨勇师兄做了很多基础工作，提出了若干宝贵意见，对于这套资料的顺利问世助缘很大。随着年龄的增长，加之工作繁忙，我的健康状况也受到影响，尤其是在整理这份珍贵资料期间，熬夜费神，视力下降，常因此而苦恼，我的同行挚友段国琴主任在我的眼睛保健和视力恢复上给予了许多帮助，深表感谢；还有我的弟子冯盼盼、闫文杰、潘云、陈运连、徐文献、曹慧芳、赵坤欣、王福岗、李旭阳等人，协助我对文稿进行了认真的校对，付出甚多。恩师前期临证系列丛书的出版得到了山西科学技术出版社领导的大力支持和诸位编辑们的辛苦付出，都令人难忘。

在诸位老师、同仁、师兄们的共同助力下，使这套丛书顺利出版，虽然我们对书稿的整理做出了很大的努力，但限于学识和经验不足，加之对恩师的学术经验理解尚浅，不足之处难以避免，承蒙读者在阅读过程中予以教正，冀望一并告知，深表谢忱。

中医后学：李源

庚子年暑月·于宁晋草医堂

目录

CONTENTS

单验偏方拾萃集

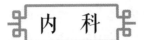

内 科

肺系病证

1. 胃肠型感冒偏方：生姜 10g、白萝卜 50g、大枣 3 枚、红糖适量，煮水趁热顿服，并将白萝卜、大枣吃掉。一般连用 2~3 天感冒即愈，也可配服藿香正气水。

2. 对于平日易感冒、怕风寒、怕空调之人，可常服太子参 6g、大枣 3 枚、陈皮 2g，冲泡或水煎服，长期饮用有良效。

3. 家中治感冒小方：风寒感冒可用荆芥 6~12g、防风 6~12g，紫苏叶 6g；风热感冒可用金银花 10~15g、连翘 10~15g、白花蛇舌草 20g；表寒里热感冒可用桑叶、菊花、芦根各 6~12g。以上各方均可热水冲茶饮用，用药期间忌吃肉、蛋、奶。切记每天饮水量宜在 2000ml 以上。

4. 临睡前搓足心 200~300 次，可治疗伤风感冒。

5. 临证凡见早晨起床后咽痒及咳嗽者，可取老姜 3 片，放口中慢慢嚼碎，将汁咽干，可收立竿见影之效。

6. 打鼾方：白术 15g、茯苓 20g、石菖蒲 10g、苍耳子 6g、合欢皮 8g，水煎服，日 1 剂，日 3 次，饭后半小时服用，7 天为一疗程。

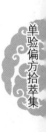

单验偏方拾萃集

7.冬日护肺四药茶：麦冬 6g、桔梗 3g、金银花 6g、木蝴蝶 3g，冲茶饮用。四药药性平和，无副作用，对呼吸系统有保健功效。体弱者加黄芪 2g、太子参 3g，常饮用有护肺的作用。

8.肺气肿、支气管炎民间外治方：白萝卜适量擦丝，生姜适量切末，两者比例为 3：1，然后同捣为泥，放锅内蒸熟或放锅内干炒至热后，将药放置于毛巾内热敷肚脐。为保温可在药上放暖袋或热水口杯或用电吹风吹拂，留置 20~30 分钟。药物可重复使用一次，若患者能耐受药物可留置一小时，以上连用 15~20 天为一疗程，此方对控制肺气肿、支气管炎症状和防治感冒有一定作用。

9.肺结核咯血者可服童便，常收良效。方法是留取 3~5 岁男童中段尿，放冰箱内冷藏后饮用，每次 200ml，日 2 次。本法对胃出血、妇人产后发热也有效。

脾胃系病证

1.民间治疗胃下垂偏方：取猪肚一个，将生白术 120g 填充于内扎住口，放入凉水中加热，水开后小火煮 1 小时，不放任何佐料，取汤饮用，不拘时不拘量，一周服一料，猪肚可加调料食之。

2.高龄之人脱肛可取上等大枣 20 枚加入升麻 6g，将枣煮烂，食枣喝汤，日 1 剂，连用 1~2 周即愈。

3.伤食后受凉致泻者，可用红茶 5g、生姜适量冲水饮用，连用 1~2 日即愈。但需忌肉、蛋、奶及油腻食物。

4.腹泻小偏方：鸡蛋皮（壳）30g、鸡内金10g、陈皮6g，放砂锅内文火炒黄，研粉，每次取1汤匙温开水送服，日2~3次，连服数日收效。

5.民间治泻偏方：取白面粉适量文火焙黄，车前子适量稍焙之，研细粉，二味2：1比例为宜，每次10g温开水送服，日2~3次，服1~2日即效。本方对各种原因所致急慢性腹泻均有效。

6.寒泻民间效方：因过食冷物凉食，或胃肠感受外寒而发病，症见肠鸣腹痛泄泻，先排便，后泄水，日泻十几次，若不止泻很快会脱水，变生他证。治疗应用大温大热之药，便可药到病除。胡椒粉1~3g加食盐少许，温开水200ml搅匀，连渣服下，一般服下即效，不效如法再服，若无胡椒，可用干姜20g、盐少许煎汤一碗，趁热服下。

7.白面炒至微黄，与等量纯藕粉作粥，加少许糖或盐服，可治慢性腹泻。

8.民间治脘腹疼痛矢气者：蛞蝓3~6g、大黄6g、枳实10g、木香6g、炒莱菔子20g、冰片1g，研粉醋调敷肚脐。

9.胃脘痛偏方（民间治受寒胃痛方）：橘络3g、生姜4片、红糖一汤匙，开水冲后饮用,早晚各一次,连用3~7天即有良效。方中橘络有通经络、化痰、顺气、活血的功效；生姜能缓解厌食、腹胀、腹痛等症状，还有健胃促进食欲的作用，中医认为其可解表散寒温中；红糖含少量的铁、钙、胡萝卜素等物质，它释放能量快，营养吸收利用率高，具有健脾暖胃、活血散寒的作用。诸药合用对因受寒所致脘腹痛确有治疗效果。

10. 危重痢疾奇方源于古籍,临证用之屡收效验,人称"救绝神剂"。此方如下:当归 60g、炒白芍 60g、枳壳 9g、炒槟榔 9g、甘草 9g、滑石 9g、炒莱菔子 10g、木香 3g、薤白 15g,水煎服,日 1 剂。此方用药并不奇,但各药配伍的用量别具一格,可细细玩味。

11. 胖大海 15g 冲泡,加红白糖适量,服汁并食胖大海肉,日 1 剂,连服 2~3 剂,对细菌性痢疾(简称"菌痢")有良效。此方为河南三门峡地区民间方,效极佳且便廉。

12. 体弱之人可饮此茶以补气养血、补肾养肝,茶方:黄芪 3g、红花 1g、枸杞子 2g、炒酸枣仁 2g、乌梅 3g,日 1 剂,水煎 10 分钟,放茶壶内冲水频饮,日 1 剂。

13. 食管癌偏方:威灵仙 20g、荷叶 20g、赤芍 10g、海浮石 15g,水煎留汁 300ml,兑入食醋 30ml,分数次饮用。本方对消除吞咽困难、痰涎壅盛等症状有一定作用。

14. 食管癌初中期可用民间效方:紫金锭 10 管、壁虎 20 条、三七粉 20g,共为细粉,每次 2g,日 2~3 次。

15. 节日期间人们往往食用肉类偏多,可取焦山楂 10g、炒麦芽 20g,加白糖适量,冲水饮用,可健胃、消食、导滞,效果较好,老少皆宜。

16. 呃逆偏方:①炒柿蒂 30g,水煎服。本品为呃逆治疗要药,性苦平,归胃经,功效为降逆止呃,炒过应用可去其涩味,经济简便有效。②刀豆子 20~30g 炒焦存性,水煎服,日 1 剂。

本品功效为温胃止呃，对顽固性呃逆有效。③点按翳风（双）5分钟，能迅速缓解。

17. 口中甘为脾湿，可用佩兰10g、泽兰10g，冲水当茶饮之则解。方中佩兰有芳香化湿醒脾之功，泽兰有行血祛湿之力，故合用则效。

18. 清肠滑垢治泻汤（山西民间秘方）：酒大黄6g、冬瓜仁15g、牡丹皮10g、焦山楂30g、川黄连6g、杭白芍10g、广木香8g，水煎服，日1剂。本方对慢性结肠炎有特效，服本方后可排下胶冻样便，一周后大便渐复正常，连用10~25剂即效。

19. 黑龙江民间治疗消化道出血效方，据供方者说，有利于快速收敛止血，有立竿见影之殊功。处方为大黄、白及、三七、百合、龙骨、海螵蛸各等份，为末，取药粉10~15g与等量藕粉调糊服用，日1~2次，有急救之用。

20. 上消化道出血可用大黄粉3~5g，温开水送服，日3~4次；或用大黄粉3~5g加入藕粉10g中，温开水调匀送服，一日2~3次。本法优于西药止血剂，止血快，疗效确切，无毒副作用，临证可放胆用之。

21. 大黄、白及、三七各等份，共为细末，每次取药粉3g，用水调糊慢慢吞服，可治疗上消化道出血。三药合用可直接保护胃黏膜、收缩血管、收敛止血之功。

22. 燕麦富含膳食纤维，每天食用50g有降脂、通便之功。本品为便秘患者最佳食品，早餐食用为佳。

心系病证

1. 临证对于昼间嗜睡之人可取麻黄3g、炒白术10g、陈皮3g、清半夏3g、茯苓6g、甘草3g，水煎服，中午12点前分次饮用。

2. 患者嗜睡身重、倦怠乏力、胸闷、纳少、苔白腻，可用平胃散去甘草加三仁（杏仁、豆蔻、薏苡仁）、石菖蒲、半夏、槟榔、藿香治之，此证多因脾虚湿盛。

3. 治疗低血压所致头晕乏力，可用下方熏洗双脚。取桂枝10g、锁阳10g、川芎6g、炒白芍15g、升麻6g、艾叶10g、生姜10g，煎水2000ml，先熏后洗双足，日1~2次，每次30分钟，1剂药可重复使用1~2天。

4. 低血压方：黄精15g、党参15g、炙甘草6g，水煎服，日1剂，煎2次汁合匀，一次顿服，常服有效。

5. 降压茶方：大枣3枚（焙焦）、鬼针草20g、菊花6g，当茶饮，日1剂，频频冲水饮用，常服有效。

6. 人发怒后出现心动过速，可用炒山楂20g，当茶饮用，有一定的治疗作用。

7. 羊肉温补心血，心悸畏寒者可适量食之。

8. 护心三药由丹参、三七、西洋参按利时2∶1∶1的比例研粉配制，每天取药粉1~2g，与藕粉适量调匀冲服，可保养心脑血管，久服有效。

肝胆系病证

1. 一市民介绍其父用偏方治愈自己的甲型肝炎（黄疸型肝炎）。方法是：冰片一撮、苦瓜蒂 7 个、红茶豆（从黑豆中捡出的红色发扁之豆子）适量，将豆与苦瓜蒂焙干研末，再与冰片合匀，然后装瓷瓶内备用。使用时启开瓶盖放在鼻孔下熏鼻，闻药味后鼻孔内即开始流黄水，一日熏闻数次，7 天为一疗程。此方为民间流传方，可在实践中参考，有时偏方对症了也可治病。

2. 四川民间偏方：取玉米须 30g、芦根 30g、茵陈 15g，煮水常饮，连用 2~3 月可治胆结石，方法简便，可资参考。

3. 大黄适量研粉，每晨空腹服 2~3g，连用 90~100 天，可治胆石症，屡用屡验。

4. 脂肪肝偏方：每天早晨饮鲜豆浆 300ml，吃煮花生 20~30 粒。饮豆浆前应先食几块点心，勿空腹食用，坚持 1~2 年可望治愈。

脑系病证

1. 预防小脑萎缩食疗方：一天吃 3 个核桃、4~5 粒板栗仁、20 粒东北榛子，坚持 3~5 年确有效果。

2. 中风后足膝酸软无力，用牛蹄筋或牛腱子肉炖食，日食 50~100g，常食有效。

3. 癫痫发作多为痰逆风动。河南一老中医李修五家传效方：

神曲 1000g、生赭石 500g、胆南星 200g，共为细末，每次饭后服 3~6g，日服 3 次，连用 1~3 月可望治愈。

肾系病证

1. 老年人晨醒眼皮浮肿者可取黄芪 3g、茯苓 10g、大米 50g 煮粥食之，日 1 剂，连用 1~2 周，常收良效。若不效则为肾病之先兆，此方既可治疗又可预防。

2. 著名肾病专家聂莉芳教授重视食疗方的运用，自制黄芪鲤鱼汤治疗水肿或作为肾病水肿消退后调理方，常收佳效。处方：鲤鱼一尾（约 250g，去内脏洗净）、生黄芪 30g、赤小豆 30g、砂仁 10g、生姜 10g，鱼药同煮，不入盐，煮沸后文火炖之，一周可食 1~2 次。此食疗方有益气、活血、利水、和胃之殊功。

3. 江苏省民间偏方：鲜车前草 100g 加水煮 30 分钟，留汁加红糖适量代茶饮，连用 10~15 天为一疗程，对隐匿性肾炎有效。

4. 玉米须味甘、淡，药性平和，可入肝、肾、膀胱经，具有利水消肿、止血等功效，对慢性肾炎可用本品 50~100g 水煎服，长期服用可效，药价廉易得，无不良反应。

5. 肾结石方：威灵仙 15g、金钱草 30g、鸡内金 12g、冬葵子 10g、怀牛膝 10g，水煎服，日 1 剂。如果是输尿管结石或膀胱结石可用威灵仙 15g、滑石 10g、海金沙 15g、通草 6g，水煎服，日 1 剂。诸药经临床验证确有较好的化石、排石作用。

6. 尿路结石民间方：川牛膝 30g、乳香 9g、没药 9g、栀子 6g，水煎服，重者日 2 剂，轻者日 1 剂，一般 1~2 剂痛苦减轻，连服 3~10 剂结石即可排出。

7. 急性尿潴留方：滑石 10g、白芍 15g、知母 10g、黄柏 10g、肉桂 2g、栀子 10g、苦杏仁 6g、川木通 6g、白茅根 30g，水煎服，日 1 剂，若加大黄、荆芥效更佳。

8. 泌尿系感染偏方：车前草 30g、竹叶 6g、生甘草 10g，水煎 10 分钟后，将药及药液倒入茶壶内冲水当茶饮，日 1 剂，一日饮水量 1000~1500ml 为宜，连用 3~5 日。同时忌辛辣食品，不食咸。本方有治疗和预防作用，接受西医治疗者也可以用上方辅助治疗。

9. 前列腺肥大偏方：三七粉 30g、西洋参粉 15g 合匀，每天 3g，温开水送服，20 天为一疗程，连用 3~5 疗程有良效。方中三七活血散结，可软化增大之腺体；西洋参补元气、助脾胃，补而不燥；二药相伍化瘀血、补气血、通调水道。

10. 民间治疗癃闭效方：补骨脂 20g、石韦 30g、延胡索 30g、皂角刺 30g，水煎服，日 1 剂，1 剂可分 3~4 次服，连用 3~5 剂即效。本方益肾气、助气化、清湿热、通尿道。

11. 苍术 15g、地龙 20g、蜂房 6g、炙麻黄 3g，四药相伍，可治阳事不举。

气血津液病证

1. 对于身体上部大出血如咯血、吐血、衄血的急救均可用大蒜捣泥敷在足心 3~10 分钟。若单鼻孔出血，则需敷对侧的足心，外敷时间不可过长，以免灼伤皮肤（民间方）。

2. 临证若见毛孔渗血，或皮下突然瘀青者，可从肌衄治之，取古人之法：用黄芩一味适量，煎水待凉后温敷患处，其症可愈，试之可知也。

3. 便血验方：取地榆炭 30g 或无花果 7~10 枚，煎水饮之，连用数剂。

4. 广东民间尿血方：生地黄、桑白皮、白茅根各 20~30g，党参 6~10g。虽组方药味少，但效果可靠，药味甘甜，不伤胃气。本方对诸衄属阴虚者效亦佳。

5. 四川彭州民间偏方：取中药五味子、五倍子各等份，共为细粉，每晚睡前取药粉 3g 加入面粉适量，用温开水调成膏粉状，捏成圆形饼状，敷于肚脐眼部，外用胶布固定，次日清洗掉，连用 5~10 天。本方对盗汗、自汗、脾肾虚久咳、慢性腹泻有效。

6. 夏日汗多伤津，见短气乏力者，可用生脉散补气生津。

7. 夏日汗多伤阴，可用西洋参 3~5g，煎煮当茶饮用。本法对年老心气弱者尤适宜，连服数日即可收效。

8. 民间治疗汗证之验方两则：①重用桑叶 30~60g 有收敛汗液之功，用米粥浸泡后，晾干即可入煎，日 1 剂；②炒麦芽 60~90g，水煎服，日 1 剂，有疏达肝气、收敛汗液之功，对自汗、盗汗均有效。

9. 解酒偏方：葛根 20g、葛花 15g、白茅根 30g、桑椹 15g、大黄 2g，水煎服，频频饮之。

10. 豆蔻 10g、吴茱萸 3g、葛花 10g，水煎服可解饮酒过量，次日仍不舒适者，饮之可解宿醉。

11. 糖尿病患者若见口渴，每日服食生萝卜 50~100g，可缓解消渴。萝卜甘寒，生津止渴（咳）、消食导滞、降气通便，寻常之菜蔬可放心食之。

12. 糖尿病食疗方：猪胰 2 条、淮山药 30~60g，加清水适量煎煮，饮汤食渣，分 3~4 天服。平时可适当食用南瓜、洋葱头、薏苡仁、苦瓜，适量做菜或多食代饭，以上方法对消除本病症状、降低血糖有一定帮助。

13. 糖尿病药膳方：玉米须 50g、黄芪 30g、白术 15g、佛手 6g、桑椹 30g、枸杞子 20g、猪胰脏一具，共炖，可在一天内食完，药渣也可食之。

14. 四肢麻木偏方：丝瓜络 30g、大葱 1 根、生姜 10g、川椒 2g，水煎服，日 1 剂，连服 10 剂，见效。

15. 上肢麻木偏方：黄芪 15g、赤芍 6g、防风 6g、丝瓜络 20g、姜黄 6g、桑枝 30g，水煎服，日 1 剂，连用数剂即效。

16. 各种恶性肿瘤食疗方：生薏苡仁 60g、太子参 3g、蒲公英 15g、大米 50g，煮粥食用，日 1 剂。本方对抑制肿瘤生长、缓解放化疗反应、改善消化功能有一定帮助，可放心食用，有益无害。

17. 板栗、薏苡仁、鸡肉同食，既可益气血，又有健脾胃、抗肿瘤之功效，肿瘤病人可常食之。

18. 生姜与绿茶各 5g，开水冲茶饮，能预防夏日空调病。肝病患者及孕妇忌用。

19. 闪腰岔气可用郁金 30g、木香 6g、桃仁 10g、白芥子 10g，水煎兑入黄酒 50ml，分 2~3 次服。

20. 老年人腰腿无力者可用猪臀子骨一具、大黑豆 30g、黄精 20g、枸杞子 15g、肉桂 1g，稍放盐、葱、姜、蒜，煲汤食用，此为一周量。注：猪大骨均可用。

21. 中老年人适量饮用黄酒对身体有益。喝前务必将黄酒盛入玻璃杯中或其他盛酒器中放入热水烫热，这样酒味更甘爽醇厚，芬芳浓郁，有利健康。黄酒烫热饮用能祛湿驱寒、活血化瘀，对腰背疼痛、手足麻木、手足震颤、风湿性关节炎及跌打损伤等症均有一定疗效。同时脾胃虚弱者在服用汤药时兑入 20~30ml 黄酒，可提高治疗效果。谚曰："一个老汉儿九十九，爬在房檐喝黄酒。"可见黄酒对人确有益处。

22. 冬春手足冷者可适量服食黑色食品，如黑豆、黑米、黑枣、黑木耳、栗子等。

23. 冬季手足厥逆者，可适当服食花生米或芝麻。

24. 暑热鼻衄小偏方：①大黄炭 6g、代赭石 15g、怀牛膝 10g，水煎服，日 1 剂，日服 2~3 次，连用 3~5 剂；②生地黄 15g、玄参 15g、白茅根 40g，煎服法同上；③茜草 10g、藕节 15g、白茅根 30g，煎服法同上。

25. 蒲辅周以黑豆加松节汤治慢性筋病颇有效，但需久服。

外 科

1.跌打损伤致软组织肿痛者可用生栀子粉、白面粉（白面）各等份，10度米醋调糊涂患处治之，涂糊厚度为1~2厘米，用保鲜膜覆盖包扎，一日换药1次，一般连用3~4日肿即消。方中栀子外用善治损伤瘀血，米醋有散瘀消肿之功，面粉有散瘀止痛之功，三药消肿止痛之力优于他药，且价廉易得，用之屡效。

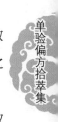

2.跌打损伤所致局部瘀青肿痛或外伤术后疤痕瘀斑，可取蒲公英30g、红花10g、鸡血藤30g、大黄6g，煎水待温，湿敷患处，日2~3次，每次20分钟，连用1~2周即效。

跌扑坠伤之人用童便治之。服用方法是趁热饮用100~200ml。民间经验是"唯服热童便即愈"。

3.冬季口唇干裂，可用麦冬15g、天冬10g，水煎当茶饮用，连用5~10天可收良效，饮用时可少加白糖调味。

4.治手脱皮偏方：①取白鲜皮50g，加水1000ml煎至500~600ml，取汁先熏后浸泡至水冷，日1次，连用7~10天有一定效果。②用温水洗手后擦干，将维生素B_1针剂药液涂于脱皮处，日1次。

5.手脱皮可用黑豆50g，浸泡后加水煮软，连汤食用，可稍加盐调味，日 1 次，连用半年可望根治。

6. 冬季手足干裂脱皮外洗方：明矾 10g、苦参 15g、黄柏 10g、生地榆 20g、马齿苋 20g、白花蛇舌草 20g、藿香 15g，水煎前先用冷水浸泡上药 2~3 小时，加热煮沸 20 分钟即可熏洗，日浸洗 2 次，1 剂药可重复用一周，连用一周为一疗程，一般用 2~3 疗程效佳。

7. 治冬日手足易冻伤者，可用大蒜辫子（或大蒜 3 头）、艾叶 30g、刘寄奴 30g 水煎，熏洗手足或取药汁浸泡手足 30 分钟，日 1~2 次，每剂药用两天，7 剂为一疗程，效佳。

8. 脚干裂可用食醋 1500~2500ml 加花椒 10g，浸泡后加热浸洗双足，每次 20 分钟，日 1 次，连用 1~2 周即效。

9. 股癣外洗方剂：苦参 30g、百部 20g、艾叶 10g、白鲜皮 15g、透骨草 10g、仙鹤草 15g、土荆皮 10g、黄柏 10g、蛇床子 10g，水煎服，2 次留液 1000ml，放容器中待凉，冰箱冷藏，每晚取药液 50ml 加温开水中兑匀，擦洗患处 10 分钟，洗后用电吹风吹干，连用 20 余日可效。

10. 民间治癣偏方：取丁香 15g，加入 70% 乙醇 150ml，浸泡 3~5 天后滤出药液，每日外涂患处 3 次，连用数次症状即可见轻。数次用药后患处即开始脱屑，连续外用，多数病例可控制病情或痊愈。

11. 治手癣偏方：取石菖蒲 20g，水煎 20 分钟，兑入醋适量煮沸，待温后浸洗患处，日 2 次，每次 20 分钟，洗后用干毛巾拭干。

12. 治足癣偏方：老韭菜 100g、明矾 20g、花茶 10g，三味放锅内煮水，放盆内熏泡双足，日 1~2 次，连用 3~10 天即可见轻，可收燥湿止痒、解毒杀虫之功。方法简便有效，单用韭菜煮水浸足亦效。

13. 白癜风偏方：①刺蒺藜 360g 研极细粉，每次服 6g，日 2 次，连服 20~30 天，不效再服一疗程。②春天初生嫩核桃 5 枚、明矾 9g（研粉）、硫黄 15g（研极细粉），同捣和匀为膏，装瓷瓶内，外涂患处每日 2~3 次，连用数周可效。

14. 白癜风偏方：豨莶草 150g、补骨脂 100g、白芍 30g、墨旱莲 30g 共为细粉，炼蜜为丸，9g/ 丸，1 丸 / 次，日 3 次，连服 1~2 料可望收效。

15. 白癜风参考方：桃仁 9g、红花 12g、黑芝麻 20g、大黑豆 15g、浮萍 6g、路路通 10g、赤芍 6g、补骨脂 10g、刺蒺藜 10g、防风 6g，水煎服，日 1 剂。组方原则为调和气血、补益肝肾、祛风通络，以黑消白。

16. 白癜风外用方：骨碎补 20g、蛇蜕 20g，酒浸泡 30 天后，外涂患处，连用 2~3 日可见效。

17. 斑秃外用法：补骨脂、墨旱莲各 20g 加入 75% 乙醇 300ml 中，浸泡 20 天，每日涂患处，连用数日，有一定疗效。若配合茯苓粉 6g，日 3 次，冲服或搅入饭菜中，疗效更好。本方对各种脱发均有效果，可在实践中验证。

18. 治脱发外擦方：炒侧柏叶、当归、柏子仁、白鲜皮、制何首乌、骨碎补、羌活、蔓荆子各 6g，浸入粮食白酒

500ml 中密封 30 天，用棉签取药酒蘸涂脱发处，坚持使用效果好。诸药能改善脱发部位的血液循环，增加头部的营养成分而发挥养血生发的作用，可在实践中应用。

19.治斑秃外用药酒方：骨碎补 80g、白鲜皮 80g、侧柏叶 30g，放入医用乙醇 500ml 中，浸泡 20~60 天即可，用药酒涂擦患处，一日数次，数周即效。

20.治疗少白头茶方：制何首乌 10g、熟地黄 10g、甘草 3g、桑椹 15g、羌活 6g，水煎 2 次，当茶饮用。另嘱患者用木梳每日梳头 3~4 次。本方久服可以乌发、增强体质，梳头可通过刺激头皮，扩张头皮下血管以增强发根之营养供应。

21.防风通圣丸与知柏地黄丸相配，坚持服用 3 月，对脂溢性脱发有效。

22.鲜无花果叶 30~100g，煎水熏洗患处可防治痔疮、肛裂。

23.老年人患痔疮，可用炒艾叶 15g、丝瓜络 20g，加水 1500ml，大火煮 5~10 分钟，小火再煮 10 分钟，熏洗患处，一日清洗肛门 1~2 次，连用 2~3 周效佳。若另取丝瓜络 10g 煮水当茶饮，配合使用效更好。

24.痔疮肿痛民间效方：夏枯草 20g、皂角刺 10g、蒲公英 30g、马齿苋 20g、生地黄 15g、赤芍 10g、牡丹皮 10g、苦参 6g、槐花 10g、连翘 10g、败酱草 15g、炮姜 3g、生甘草 6g，水煎服，日 1 剂，药渣再煎水熏患处，连服 3~7 剂即效。

25.直肠术后肠麻痹可用下方调治：大血藤 15g、败酱草 20g、枳壳 10g、厚朴 10g、当归 10g、黄芪 20g、升麻 10g。此证多为气血亏虚夹瘀，方取黄芪、当归、枳壳、厚朴调理六腑之气，大血藤、升麻、败酱草解毒活血。

26.治疗肠麻痹性肠梗阻，可用吴茱萸粉 10~15g，淡盐水调湿敷肚脐，用纱布敷药，胶布固定；12 小时换药 1 次，一般敷药 1~2 小时见效。

27.烧伤、烫伤创面久不愈合者，可用四妙汤治之。方药为：生黄芪 30g、当归 15g、金银花 15g、生甘草 6g，水煎服，日 1 剂，连用 15~20 剂即效。

28. 小面积烧烫伤方：黄柏、黄连、大黄各 10g，冰片 1g，前三味用香油炸煎至枯黑时，捞出药渣，待油稍温时放入冰片搅匀，置瓷瓶内备用，密封勿令走气。用时涂患处，日涂 2~3 次，连用 2~5 天即结痂治愈。本方有很好的消炎、消肿功效。

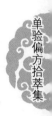

烧烫伤面积较大者，可用中药清热解毒方水煎内服，配合外治法，效更可靠。方药：生大黄 12g、栀子 9g、玄参 9g、金银花 9g、连翘 9g、黄芩 6g、白芷 6g、生甘草 3g。民间烧烫伤方：大黄炭、地榆炭各等份，香油调匀外敷，简、便、廉、效。亦可用大黄 50g、枣树皮 50g，炒炭存性，研极细末，取适量香油调糊，外敷患处。

29.取花椒 20g，加开水 500ml，浸泡 24 小时，过滤取药液再加入维生素片（10 片化开后备用）可治皮肤瘙痒，过敏体质忌用。

30.老年人受风后周身奇痒难以忍受者可用下方：当归

10g、白芍 12g、生地黄 40g、川芎 6g、地肤子 12g、连翘 10g、苦参 15g、白鲜皮 10g、蜈蚣 2 条、苍术 6g、陈皮 3g，水煎服，日 1 剂，服药期间避风邪。

31. 治皮肤瘙痒外洗方：炒艾叶 5g、花椒 9g、地肤子 15g、白鲜皮 15g，水煎熏洗患处。

32. 术后或外伤后皮肤久不愈合者可用生肌丸之旨，取黄芪 20g、生甘草 10g、生乳香 30g、没药 30g、炒白芍 60g、天花粉 20g、丹参 20g、当归 6g、白芷 10g，上药共为细末，炼蜜为丸，每丸 9g，每次 1 丸，每日服 2~3 次，连用 7~14 天。

33. 四川民间治疗过敏性皮炎方：用皂角刺适量研末，取少许吹入鼻中，同时将其用醋调成膏，取豆粒大小敷鼻旁迎香穴（双侧），早晚各 1 次，连用 7 天症状可缓解，再用 7 天可消除症状。中医称过敏性鼻炎为鼻鼽，药末吹鼻法配合迎香穴外敷，确有疗效，方法简便可试用之。

34. 夏日疖肿可用鲜车前草适量洗净捣泥，加冰片少许，外敷患处，日 1 次，连用数日即愈。无冰片加食盐微量亦效。

35. 痤疮偏方：白花蛇舌草 30g、麦冬 20g、生地黄 20g、玄参 20g、连翘 20g、忍冬藤 20g、白芷 6g、荆芥 6g、防风 6g，水煎服，日 1 剂。药渣再煎水，待温洗患处，日 2~3 次。

36. 痤疮外敷方：生大黄 6g、白及 6g、白芷 6g、硫黄 3g、三七粉 3g，共为细末，用凉开水调糊，敷于面部，每晚涂敷一次，次晨洗净，配合内服药物可收效。

37. 预防破伤风方：蝉蜕 20g~60g、全蝎 9g，水煎服，日1剂，连用一周即可收效。

38.蜈蚣焙干研细粉，加入冰片少许，用香油调糊涂于患处，治带状疱疹有良效。

39.药物性皮疹方：徐长卿12g、地肤子15g、乌梅9g、白鲜皮15g、生甘草10g，水煎服，日1剂。

40.藿香正气水外涂可治疗青年扁平疣，久用有效。

41.用食盐少许，放在脚鸡眼处，使劲揉搓，待盐搓化即可，每天擦搓2次，连用5~10天，鸡眼会自然脱落，此方为江西民间医生方。

42.五苓散原方加黄连研细粉，用香油调成膏状，外涂患处可治疗慢性湿疹、脓疱疮。应用时可先用盐水清洗患处，拭干调涂上药即可，换药1次/日。

43.紫苏叶水煎外洗患处，有散热止痒、收敛除湿之功效。临证对阴囊湿疹、婴儿湿疹，可取紫苏叶100g煎水，待温后用纱布蘸药液擦洗患处，日数次，有良效。

44.治急慢性荨麻疹奇方：益母草30g、徐长卿20g，水煎服，日1剂，日3次，热药时兑入蜂蜜2~3汤匙。

45.黄水疮外洗方：蒲公英20g、百部10g、金银花10g、苦参6g、黄连3g，先用水洗净，加水煮15~20分钟，滤出药液，用药棉蘸温热药液擦洗患处，一日擦洗3~5次，连用一周即效。

46.过敏性紫癜方：徐长卿10g、茜草10g、女贞子20g、乌梅6g、蒲公英30g、生地黄20g、牡丹皮10g、怀牛膝 15g、紫草 6g，水煎服，日 1 剂，连用 2~3 周。

47. 小腿抽筋方：虎杖 30g、猪蹄一只同煮汤，加黄酒 100ml 兑入饮用，日 1 剂，连用数日即愈。方中虎杖重用活血通经、祛湿，猪蹄强筋脉、通下肢，黄酒温通脉络、养胃，诸药直达病所，故收效迅速。

48. 膝关节肿痛外洗方：海桐皮 10g、透骨草 20g、伸筋草 10g、丝瓜络 10g、桑枝 20g、桂枝 10g、姜黄 6g、虎杖 20g、路路通 10g，水煎外洗，日 2 次，1 剂可用数日。

49. 将茄子切片，轻轻用力擦脸，或轻轻揉按面部色斑处，每日坚持使用能减轻色素斑。

50. 治脚臭（汗脚）方：麻黄根 30g、丁香 6g、木香 6g、黄柏 10g、葛根 15g、白矾 10g，煎水熏洗浸泡双足，每次 20~30 分钟，一天浸洗 3~4 次，连用数日即见轻。

51. 男性乳腺增生外用方：取蒲公英 30g、夏枯草 15g、鱼腥草 15g、白芷 12g、陈皮 10g，诸药共捣如棉团，用纱布包紧放水中煮 10 分钟，捞出用毛巾包住，热敷局部，日敷 2 次，凉后放药汁中加热即可继用，1 剂药可用 2~3 天。

52. 桂枝 20g、姜黄 6g、桑枝 20g 浸入粮食白酒 500ml 中，浸泡 20 余日，每次饮 10ml，可治肩背疼痛。

53. 桃仁与生栀子各等份，研细粉，蛋清调糊，涂敷患处治软组织新旧损伤。跌打损伤、红肿热痛者或急性炎症、包块者。一日换药 2 次，连用 3~7 天即愈，涂药处有皮肤变黑无妨，停药后即消退。

54. 外伤颅内出血，术后可用生水蛭粉 3~5g、三七粉 3~5g，日 1 剂，一日分数次开水冲服，连用 1~2 周，即可收良效。

55. 静脉曲张外洗方：鸡血藤、黄芪、丹参各 30g，小茴香、羌活、红花各 10g，水煎 20 分钟熏洗患处，每次熏洗 30 分钟，1 剂药可用 2~3 天。每次洗前加热 10 分钟即可用，冬日可连用 1 周。

56. 邯郸民间骨质增生方：炒杜仲 6g、枳壳 6g、乳香 3g、皂角刺 3g、没药 3g、全蝎 3g、细辛 3g、川芎 3g、独活 3g、雄黄 3g、穿山甲 3g、桂枝 3g、冰片 1.5g、白芷 3g、麝香 0.3g、艾绒 60g、硫黄 1.5g，上方除艾绒外，共研细末贮瓶备用。每日取药粉 1~2g，用白酒调糊涂患处，用艾绒灸之；亦可用艾条灸之，每次 10~15 分钟，日 2 次。

妇 科

1. 妇人阴痒，可用蛇床子 50g、明矾 6g，煎水熏洗。

2. 羊肉为血肉有情之品，有益气补虚、温中暖下之功。产后腹痛因血虚寒邪乘之者，取羊肉适量加生姜煮汤饮之，用之即效，若伍当归温补阴血效更佳，经方有当归生姜羊肉汤。该方温阳散寒、开胃进食，以益生血之源。羊肉性热，外感时邪及有内热者忌食。

3. 民间经验：花椒煎水饮用有回乳作用。方法是取花椒

6~15g，加水 500ml 煎至 250ml，加红糖适量，趁热一次服。据说多数乳母在服药 6 小时后，乳汁分泌减少，次日乳房胀痛缓解或消失，日 1 剂，连服 3~5 天即达回乳之目的，效果较好。

4. 产后乳汁不下偏方：黄芪 15g、当归 3g、葱白 3 根，煎汤饮用即可，连用数日可效。

5. 民间有用南瓜子治疗产后缺乳的方法，其用法是南瓜子 25g 去壳取仁捣碎，加红糖适量，早晚分 2 次冲服，连用 3~20 天即效。

6. 妊娠恶阻方：①黄芩 6~15g、白术 9~15g、紫苏梗 6~9g、竹茹 6~9g、砂仁 3~6g、清半夏 3~6g、荷叶 6g、生姜 3 片，先用冷水泡药 1 小时，头煎 5~10 分钟，二煎 15 分钟，三煎 30 分钟，三煎合匀，少量频频服用，一般 3~5 剂即效。本方功用为调气清热、安胎和胃、降逆止呕。②偏方：250g 鲤鱼一条，去内脏，刮鳞，洗净，加葱、姜、蒜适量入鱼腹内，文火清炖，食肉喝汤，有奇效。

7. 产后乳积、乳房憋胀、乳汁不通者，可用温黄酒冲鹿角粉 3g，日 2 次，有奇效。

8. 月经过多验方：三七粉 3~5g、血余炭 3~5g（研为极细粉）合匀，此为一日量，日分 3 次服，用炒白面（面粉炒黄）一汤匙，滚开水冲粥合入药粉后服下。月经来潮的第二天始服，连续服至月经干净为停服日（血止停服），每次月经来时依上法服用，连用 3~5 月效佳。

9. 经行腹痛、下腹冷、手足逆冷，可用当归 30g、生艾叶

15g、红糖适量，煎煮后日分 3 次服，经期服用有效。

10. 崩漏偏方：黑木耳适量，洗净晾干，锅内炒焦研细粉，每次 3~5g，用红糖适量加水冲服。炒焦之黑木耳有止血之功，与红糖相伍有温经止血的作用。

11. 妇科高泌乳血症可用芍药甘草汤加生麦芽 60g、炒麦芽 60g、陈皮 30g 治之，可望收效。

儿 科

1. 小儿哮喘饮食调理方：枸杞子 3g、百合 6g、麦冬 3g、大米 30g 煮粥食之，一周食 3 次。常食有增体质、防复发之效。

2. 儿童防感冒药香囊方：丁香 3g、冰片 1g、苍术 3g、高良姜 2g、桂枝 5g、佩兰 6g，研细粉装布口袋中，每袋装 3~5g 即可，挂胸前，两周一换。

3. 小儿感冒偏方：紫苏叶 6~15g、桔梗 5~10g、生甘草 3~6g。水煎服，日 1 剂，红糖为引，以药后微汗为佳，3~4 日即愈，此方对冬季小儿外感有效。方中紫苏叶善治风寒流涕咳嗽，桔梗化痰止咳，甘草清热解毒、补气扶正，三药可收疏风散寒、止咳化痰之效。

4. 民间治小儿遗尿偏方：取鸡肠 2~3 副，用刀片将鸡肠割开，先用清水洗净，然后取白酒适量再洗一遍后控水，切成段，不加任何调料，将切好的鸡肠用温油炸焦黄捞出。稍凉降温后让孩子食用，每次食 30g 左右，日 2~3 次，连食 1~2 周，可望收效。本法亦可用于成人肛裂的治疗。

5. 四川民间小儿遗尿方：炙麻黄 3~6g、桂枝 3g、桑螵蛸 3g、甘草 3g、金樱子 3g、巴戟天 3g、党参 6g、益智仁 3g，水煎服，日 1 剂，连用 7~20 剂即效。

6. 小儿腹泻可用鬼针草 30g 煎水熏洗双脚，日洗 3~5 次，有一定效果。

7. 治疗婴儿腹泻，可用炒小米适量煮水冲奶粉服用或加白面煮粥喂之，常收良效。其效优于药物。

8. 山楂炭 6~9g、青皮 1~3g、小米 10g（炒焦），共为细粉，加红糖少许调水冲服，治婴幼儿伤乳腹泻或小儿食滞腹泻。

9. 小儿腹泻可用黄连 3~6g、诃子 3~5g 治之，可收解毒涩肠之功。

10. 小儿便秘可取黑木耳适量（6~10 片），用水发开，再取大枣 10~20 枚洗净去核，放入厨房粉碎机内，药粉再加水 200ml 倒入锅中，边烧边搅，烧开后即可以。每天下午让宝宝空腹吃小半碗，连用 2~3 天即效。另外取蒲公英 10~15g 冲泡水饮；或在中午 12 点取鲜黄瓜擦丝加蜂蜜食用，均有不同效果，可在实践中视婴幼儿情况饮用。

11. 蒲辅周老中医治疗小儿消化不良验方：焦三仙各 30g、鸡内金 60g、山药 90g，共为细末，每次服 2~5g，红糖水送服，日 2 次。本方为蒲老在四川梓潼行医时，为便利患者的自备药，效果很好。

12. 小儿化积方：蚂蚱 20g（焙焦）、鸡内金 30g、五谷虫（粪蛆漂净放石头上晒干）10g，共为细末，每次 3~5g，日 3 次，有奇效。

13. 小儿厌食证：可用炒白芍、炒薏苡仁、炒鸡内金、炒芡实、炒谷麦芽各 200g，大米微火炒 500g，共为细粉备用，每晚 1 汤匙冲服，20 日为一疗程，有良效。

14. 小儿厌食民间偏方：①可用小麦粉文火炒黄，适量冲服，日 2~3 次，效佳；②小米（粟米）炒焦研粉，每次 1 匙，效著。以上方法可任选之。

15. 民间小儿脱肛方：石榴皮 10g、红糖 10g，水煎服，早晚 2 次分服，有良效。

16. 小儿蛲虫（寸白虫）外洗方：百部 20g、蛇床子 15g、苦参 6g、仙鹤草 15g，煎水熏洗肛门，日 1 次，连用 3~5 天，有止痒杀虫之功，临证可资参考。

17. 儿童龋齿牙痛，速效救心丸可治，方法是取速效救心丸 1~3 粒，放入龋齿洞内，然后咬住上下牙，多数患儿在数分钟内牙痛见轻或消失。

18. 小儿湿疹：可用苹果一个和等量的胡萝卜不削皮，切片煮水喂孩子喝，每次煮水 150~300ml，一日分 2~3 次饮用，连用 2~3 周即见效。

19. 小儿水痘预防治疗可用金银花 10~20g、生甘草 6~10g，水煎服，日 1 剂。

五官科

1. 民间偏方：全蝎适量，放瓦上焙干研粉，每次 3g，可治疗急性泪囊炎，一般 2~3 天肿痛即消。

2. 红眼病偏方：车前子 50g、薄荷 10g、蒲公英 20g，三药用纱布包煎，水煎 2 次，取汁 600~1000ml，待药液凉后，用消毒纱布蘸药汁洗眼，洗眼时尽量睁眼让药液进入球结膜，日 1 剂，每日洗 3~5 次，连用 3~7 天可愈。

3. 干眼症中药熏洗方：鬼针草 20g、金银花 9g、紫草 9g、蒲公英 10g、薄荷 6g，水煎 10~20 分钟，取药液熏洗双眼，日 1~2 次，1 剂药可反复熏洗 2~3 日。

4. 民间治眼结膜炎偏方：夏枯草 15g、香附 10g、桑叶 6g、菊花 10g、蒲公英 20g、生甘草 6g、鬼针草 20g、青皮 6g、玄参 10g，水煎 2 次，头煎一半留液一半熏洗，留液与二煎药液合匀，饭后 20 分钟内服，日 2 次。

5. 治麦粒肿偏方：板蓝根 30g、金银花 10g、紫花地丁 10g、大青叶 10g、蒲公英 30g、桑叶 6g、栀子 6g、防风 6g，水煎服，日 1 剂，连用 5~7 剂。

6. 民间治眼痒偏方：黄连 3g、白菊花 10g，水煎后先熏后洗，每日洗 3 次，1 剂能用 3~4 天，疗效可靠。

7. 老花眼偏方：枸杞子 9g、菟丝子 6g、黑芝麻 3g，捣碎和匀，当茶冲饮，连用数周即见效。

8. 玻璃体混浊食疗方：海带 20g、草决明 10g，水煎去渣当茶饮，有清肝明目、散结之功。

9. 夜盲偏方：鸡冠花 15~30g、苍术 10g、大枣 2 枚，煎水代茶，日 1 剂。

10. 急性鼻炎偏方：辛夷 6g、苍耳子 3g、黄连 3g、黄芩 6g、蒲公英 15g、连翘 10g、翻白草 15g，水煎服，日 1 剂，连用 6~10 天，该方有清热解毒、凉血开窍的功效。

11. 河北民间偏方：香油（芝麻油）滴鼻子可治鼻炎、过敏性鼻炎。方法是每天滴香油 3~5 次，每次 5 滴，滴入鼻孔内。注意：鼻塞严重时不要滴，可变换一个体位，待鼻子通气后方滴，滴香油时需将鼻涕擤干净，持之以恒，必见效。

12. 民间治口唇干裂方：生地黄 20g、天冬 10g、麦冬 10g、天花粉 10g、玉竹 10g、射干 6g、百合 15g、甘草 6g，水煎服，日 1 剂。笔者治口唇干裂常取藿香 10g、佩兰 10g、黄精 20g，单用或加入应证方药中均收良效。

13. 重用六味地黄丸可治儿童口唇干裂症，方法是每次 2~3 丸，日 1 次，白开水送服，连用月余即愈。其形成多为肝肾虚、脾胃虚火。平素嘱小儿忌食过咸、忌舔口唇。

14. 车前草 30~60g 煎水饮用可治口舌生疮，数日可愈。鲜品效更佳，不妨留心一试。

15. 北京民间治牙痛验方，临证对风火、寒火、龋齿痛均有效。方药如下：生石膏 20~30g、细辛 3g、生熟地黄各 15g、高良姜 3g、乌梅 10g、赤白芍各 15g、灯心草 2g、怀牛膝 10g，水煎服，日 1 剂，一般 3~5 剂可效。

16. 民间有"一味茵陈可医口疮"之说，对湿热内蕴熏蒸所致口舌生疮，取其清利湿热的作用，故收效。方法是茵陈 30g 当茶饮，连用 3~7 日即效。

17. 民间治疗虚火牙痛偏方：核桃仁 50g，粮食白酒 100ml。先将白酒加热，然后将核桃仁放入浸泡，用碗盛放，上面盖严，半小时后，取出核桃仁慢慢嚼服吞下，日 1 次，连用 2~3 日即效。本方对有嗜酒之好者效差，无嗜酒之好者效佳。

18. 顽固性牙痛可取鲜车前草 2~4 棵连根用，洗净切碎水煎 2 次，合匀加冰糖 10g 溶化后，日分 3 次服用，连用 6~8 天即效，方法简便，不妨一用。车前草民间用于治疗很多疾病，如肺热咳嗽、目赤肿痛、湿热泄泻、小便热痛、反复发作久治不愈的顽固性牙痛等。

19. 荷叶 15g、五倍子 6g，煎水漱口，可作为口腔清洁剂。

20. 成年人夜寐磨牙：可用生橘子皮 3~5g，每晚睡前嚼碎食之，可用红糖水送服，连用 3~7 天；也可用猫爪草 30g，煎水当茶饮用，日 1 次亦效；芦根 30~50g，煎水午后饮用也可有效缓解。方便简便易行，可参考使用。

21. 民间治疗中耳炎偏方两则：①香油 50g、蜈蚣 2 条，将香油烧至锅内温度六成热时放入蜈蚣炸枯，待油凉后加入冰片 1g，搅匀贮瓷瓶内备用。使用方法：用一次性注射器抽药汁，滴入患耳内数滴即可，日滴 2 次，次日用药前先用双氧水洗净患处，拭干后重复用药，连用 1~2 周即愈。②腊月时节猪苦胆 1 只装入明矾适量，用线扎口挂阴凉通风处晾干，然后将胆内风干之药研细粉备用，使用时先清洗患耳，然后将药粉吹入患耳，日 1 次。

22.韭菜汁可治中耳炎，本方简便，可在临床上应用，方法是鲜韭菜汁 25g 加入明矾末 25g，溶化后滴耳，一次滴 1~2 滴，日 2~3 次，连用 5 日见效。

23.急性化脓性中耳炎，用全蝎、枯矾各等份，共研极细末，用时先将患耳脓液擦净，然后吹入药粉少许，日 2 次，连用 4~5 日可收效。

24.冬日天气寒冷，耳郭易冻伤，可用下方防治：桂枝 6~9g、白芍 15~20g、当归 10g、红花 5g、桃仁 6g、甘草 6g、柴胡 6g、生姜 10g。

25.腮腺炎外用方：赤小豆轧面过筛，装瓶内备用，使用时用鸡蛋清调糊，涂患处，日 1 次，连用 2~3 次。

26.腮腺炎偏方：全蝎洗净晾干，用香油炸黄取出，研细粉，每服 1~3g，早晚各服 1 次，连用 3~7 天即可治愈。临床常煎服白蛇合剂（白花蛇舌草、白茅根、赤芍）加夏枯草，效果十分理想。

27.桂枝、羌活、防风、白芷水煎 10 分钟加入白酒 50ml，熏洗或热敷患处，可治面部神经麻痹致口眼喎斜，尤对不能服中药者适用。

28. 治疗急性咽炎方：金银花 10g、桔梗 6g、甘草 6g、陈皮 3g、青果 10g、玄参 10g、木蝴蝶 6g，加水 1000ml 泡 30 分钟后，大火开锅后改小火煎煮 15 分钟，二煎加开水再煮 20 分钟，两料药汁合匀，加入蜂蜜 50g 搅匀，日 1 剂，可分 5~6 次饮用，有良效。

其 他

1. 通过种子发芽可以产生丰富的维生素和营养物质，芽类蔬菜有"活体蔬菜"之称。像我们熟知的黄豆芽、黑豆芽、绿豆芽、荞麦芽等均有丰富的营养，其中黄豆芽为芽类蔬菜的佼佼者，营养最好，可适当食用。中医认为芽类蔬菜顺应春主升发之气，为春天必食之佳蔬。黄豆芽味甘，性凉，入脾、大肠经，具有清热利湿、消肿除痹、祛黑痣、润肌肤的作用。儿童食之有助于发育，成年人食之消疲劳，女子食之能消面斑、润皮肤，老年人食之抗衰老、防止血管硬化。

2. 猪蹄为寻常易得食品，临床上猪蹄对于四肢无力、腿抽筋、四肢麻木、老年人骨质疏松、儿童发育迟缓、脱发、手足干裂、爪甲不荣等，久食均有效。方法是猪蹄一只劈开，加黄芪 3g、当归 3g、制何首乌 3g、陈皮 1g、肉桂 1g，加水适量炖汤食用，一周分数次服食，长期坚持，必有良效。

3. 猪蹄甲为民间一味传统中药材，其味咸性平无毒，可入手足阳明经。取干品用滑石粉炒后入药，本药临证应用有催乳作用，可代替昂贵之穿山甲。取其有抗凝血作用，与生地榆同用加食醋为引治月经过多，与虎杖、生地黄、仙鹤草同用可用于血小板减少性紫癜。将猪蹄甲炮制后研粉，与20%凡士林调膏外涂可治足癣。亦可取炮猪蹄甲与浙贝母、海螵蛸、白及、三七各等份，研粉冲服，可治胃及十二指肠溃疡，久服确有效果。

4.五谷可养五脏：大米润肺，黑豆养肾，小米养脾，高粱养肝，小麦养心。经常食之，可养五脏。

5.生薏苡仁60~120g煮粥，食后有很好的止痛作用，对关节痛、心绞痛有效。取生薏苡仁30~50g，煮食2~4周，可治扁平疣、寻常疣、小儿脱肛、小儿食少咳嗽。

6.紫金锭临床特殊用法：①因食物中毒、药物中毒而致吐泻者，用凉白开水磨服3g即愈。②疔疮肿毒、腮腺炎、淋巴结炎，用食醋研磨成糊，日涂数次，数日可消。③消化道肿瘤吞咽困难，痰涎壅盛，滴水难进者，可用本品研末，少少含化（不用水送服），一般服3g后痰涎减少，梗阻症状减轻，即可进食流质食物，配合其他抗瘤药物，可延长病人寿命。

7.金代《百一选方》首载紫金锭，后世称为太乙紫金锭、玉枢丹，既可内服，又可外用。内服能开窍化痰、避秽解毒；外用有消肿散结之功，临床用之有效验。内服每服0.6~1.5g，日2~3次，内服用于感受秽浊不正之气，所致脘腹胀满疼痛，呕吐腹泻，神昏不语，咽喉肿痛，小儿痰壅惊厥；外敷主治痈疽疔疮，蛇虫咬伤及无名肿毒等。目前临床也可用于消化道肿瘤，有解毒抗癌之功，每次内服2~3片，日3次。《本草正义》谓："胃肠之病，如食积气滞，胸脘不舒，服玉枢丹少许，则顷刻即效。"

8. 炒小麦面粉甘凉微温，专入心经，有养心气、退虚热、补虚弱、安心神之殊功，其为寻常食粮，但疗病养身有奇效。

9. 面粉适量放铁锅内干炒至焦黄，备用。炒白面一汤匙加入冷水一碗搅匀加热煮成粥，加入红糖适量、盐少许，每天食1~2次，可收到补心气、增睡眠、强体质、敛汗液之功。此为民间之效方，其功不可思议，不要因廉便而弃之，要知食补优于药补之理。

10. 牛黄抱龙丸，今市售成药称为金黄抱龙丸，可治小儿急惊风、痰迷心窍、手足抽搐、谵语狂乱。临床用于治疗癫痫，久服有除根之效，经验证多例均验。

11. 人参研极细粉，每日1~2g，噙在口中用津液调下，对大手术后或久病饮食少者有效验。对恢复体力、促进康复有效。

12. 对食物中毒可用下法：绿豆100~300g、生甘草10~20g，加水浸泡30分钟后，放锅内煮30分钟取汁代茶频饮，不限量，可在一定程度上治疗食物中毒。

13. 临证凡遇扳机指时，可用中药治。取花椒、徐长卿、甘草、当归、川芎各等份，研粉（备用），取药粉少许放麝香壮骨膏（剪成3~4厘米宽）上，然后将药膏贴在患处，日2次，连用5~7天，见轻后可再巩固数日，可望治愈。

14. 减肥瘦身五色蔬菜汤：芹菜、黄瓜、洋白菜、柿子椒、西红柿、胡萝卜、芋头、山药，各取适量煮汤，汤做好后稍加盐、鸡精调味，不可加香油，每顿减主食 50g，食蔬菜汤一碗。本汤可替代主食，连服一段有益，可瘦身减肥，同时坚持每日步行 2000 米为宜。

15. 癖疫之方，首选绿豆饮，以绿豆熬汤，加白糖亦可。

16. 桑枝 30g 加甜酒 30 毫升拌炒，入肝柔筋通关节；小黑豆 15g 入肾补血；松节 15g 通关节除温；三味慢火煎，早晚 2 次分服；加牛膝 9g、骨碎补 9g 更好。

17. 预防中老年衰老的食品有：核桃、花生、黑芝麻、黑木耳、白木耳、枸杞子、白萝卜、红萝卜、猪血、猪皮、猪蹄、骨头汤、各种鱼肉。

18. 抗炎粥方：蒲公英 60g、金银花 30g、大米 30g，同煮粥食用，也可去药渣熬粥食用，不拘量服，可用于乳腺炎、胆囊炎、扁桃体炎等。

19. 金银花 6g、菊花 6g、玫瑰花 3g，当茶饮用，有解毒清火之功。可用于咽痛目赤、便干、头晕等症。

20 白头翁 30g、天冬 20g、白花蛇舌草 30g，水煎服，日 1 剂，对颈部淋巴结肿大、乳房肿块有效。

21. 农药（有机磷）中毒可用下方：①生甘草 30~90g，水煎加入滑石粉 3~9g 调服，日 1 剂，分 3~5 次服。②生甘草 60g、防风 30g 水煎，频服有效。

22. 保养好手足的皮肤既可美容又能健身，因为手足距心脏距离较远，血液循环差，俗话说手足连心，所以做好手足的保健可直接调理全身的内脏功能。目前流行于广西的手足保健方如下：

①手保健配方：木瓜9g、细辛6g、生地黄9g、红花9g、骨碎补9g、苏木9g、泽兰9g、生姜6片，水煎熏洗，日1次，每次15~30分钟，亦可重复使用3日。

②健足配方：木瓜9g、红花10g、艾叶10g、桂枝10g、川牛膝9g、独活9g、细辛6g，水煎外洗双足，方法同上方。

23.中老年保健养生方：黄芪3g、枸杞子3g、黄精3g、陈皮2g、紫苏梗2g，水煎当茶。

24 夏日因空调受凉者常见周身拘紧、无汗、骨节酸楚疼痛者，可用下方：葱白2段、独活10g、羌活10g、白芷10g、紫苏叶6g、太子参6g，水煎服，饮时入红糖少许，连用2~3剂，待汗微出即愈。切记：身汗出或沐浴后不可进入空调环境，待汗落后方可吹空调；夜卧不可吹空调。

学【中医理论】
听【方剂知识】
诵【方剂歌诀】
品【名医故事】

扫码领取

读书方剂集萃

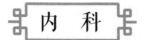

内 科

扫码领取

• 学【中医理论】
• 听【方剂知识】
• 诵【方剂歌诀】
• 品【名医故事】

肺系病证

1.上海中医药大学附属龙华医院治疗慢性阻塞性肺疾病（简称"慢阻肺"）稳定期证属肺肾两虚者效方：（三桑活血方）桑椹 12g、黄芪 15g、桑寄生 12g、桑白皮 9g、当归 12g、丹参 15g、川芎 15g，肺热痰黄加黄芩 9g、重楼 9g；咳痰白加紫菀 9g、款冬花 9g；喘甚加葶苈子 9g、紫苏子 9g，水煎服，日1剂，3月为一疗程。方中桑椹滋阴养血，补肝益肾；桑寄生滋补肝肾，纳气平喘，活血通络；桑白皮泻肺清热，止咳平喘。

2.清肺止咳灵为黑龙江省中医药科学院（黑龙江省中医医院）多年临床应用的院内制剂。由天冬、麦冬、知母、鱼腥草、浙贝母、陈皮、黄芩、桑白皮、瓜蒌、制半夏、枳实、苦杏仁等药物组成。主要用于慢性支气管炎急性发作期的治疗，有良好的止咳、祛痰、平喘作用。方中取鱼腥草、黄芩清肺泻热；二冬（天冬、麦冬）、二母（知母、浙贝母）养阴润肺，益胃生津，润燥清热尚能理气化痰；桑白皮、苦杏仁、半夏、瓜蒌、枳实燥湿化痰，降气平喘；桔梗宣肺，祛痰，利咽，排脓，

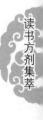

读书方剂集萃

引诸药下行，可清热痰，消气平，共奏清热润肺、理气化痰之功效。其特点为清久伏之痰，润久咳之虚，除壅肺之热，标本兼治，清补兼顾，而能恢复肺功能。

3.甘肃省名中医廖志峰先生治疗秋冬感冒方，适应证为发热，头痛，微恶风寒，咽痛，咳嗽，痰多胸闷，咽痒即咳，口干欲饮。其功用为宣肺解表，清热止咳。常用方药为三叶四根：桑叶、紫苏叶、炙枇杷叶、白茅根、芦根、板蓝根、山豆根、苦杏仁、陈皮、浙贝母、甘草。

4.山西名医张刚先生所创肺炎方，专治急性支气管炎、肺炎。其方药如下：大黄2~6g、槟榔6~20g、紫苏子3~15g、生石膏9~30g、连翘6~15g、黄芩6~15g、麻黄3~10g、苦杏仁3~10g、桑白皮3~12g、竹叶3~6g、灯心草1~2g、白前3~10g、陈皮5~10g、甘草3~10g，水煎服，日1剂，连服3~5剂。

5.著名中医学家张灿玾先生治疗感冒经验：感冒早期，或无汗或汗出不彻者，必尽快求得汗出，而发汗之药，必以轻开宣发为是，若沉降重滞者，则有碍于发汗。临证治感冒常用方：凡风热者，取银翘散重用荆芥、防风、桑叶、薄荷、金银花等轻宣之法以透之；若风寒者，则以羌活、荆芥、防风、葛根等为主，少加细辛，以助荆防宣通发越之力，特别是肺窍不利、鼻塞声重的用之尤宜，以缓解紧束闭塞之寒邪，则一身毛窍可开，四末之关节可利。不仅如此，昔年农村行医实践告诉我们，伤于寒邪较重者，辛温发汗之法，亦不可废。凡伤寒较重者均以麻桂发汗；轻者常以偏方大葱、生姜、红糖、紫苏叶、薄荷、葛根等汗出而愈者甚多，此亦师法于麻桂也。凡属于营卫不和者，均选桂枝汤为主方，以利于调和营卫。诸凡发汗后，当复汗者，里证已具，外证不解者，外证不解而正气不足者，发汗后余邪不尽者，均可以桂枝汤为法以调其营卫。处理外感邪热表证未尽时，均当参照此法以治之。

6. 国医大师裘沛然老先生应用金水六君煎之体会：此方对慢性支气管炎（简称"慢支"）病人久咳久喘或老年肺肾阴虚、痰湿内盛者，颇为适宜。辨证痰湿为标，肺肾阴血不足为本。患者除咳嗽、喘逆、痰多外，还有面容憔悴、精神疲乏、舌苔花剥或腻苔等症候。具体应用时还应随症加减，如痰湿盛而气机停滞见胸胁不快者，加白芥子、枳壳；大便不实者，加山药、白术；咳嗽不愈，加细辛、前胡；兼表邪寒热者加柴胡；肺热者加黄芩、鱼腥草等。金水六君煎中熟地黄、当归滋养阴血治其本，二陈汤化饮除痰治其标，标本兼治，寓意深刻。对于本方理论上争议，裘老告诫说："至于药物配伍上的理论问题，还是少一点条条框框为好，一切应以实践为依据。"

7. 四川省绵阳市第四人民医院临床实践中根据中西医结合理论创立"止咳散"，对于现代医学检查无明显肺部疾患和血常规正常，而见久咳不愈者，本方有升降气机、止咳化痰、活血化瘀、清热解毒之功，又有抗菌消炎、抗过敏、解痉、调节免疫功能的作用。基本方：百部、紫菀、地龙、川芎各10~20g，桔梗、苦杏仁、甘草各 6~9g，白前 9~15g，鱼腥

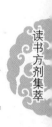

草 30g。若痰稀量多加半夏，咳痰不爽加炙枇杷叶，胸闷加瓜蒌，气短而喘加炙麻黄、熟地黄，干咳加百合、五味子，汗多加黄芪、白术、防风。本方较古方止嗽散疗效更好。

8. 山东省中医院治疗急性支气管炎或慢性支气管炎急性发作效方，清肺化痰汤：炙麻黄 6~9g、苦杏仁 6~9g、生石膏 20~50g、黄芩 12g、瓜蒌 20g、前胡 6~12g、重楼 10~20g、浙贝母 9~12g、桔梗 6g、炙桑白皮 9~12g、紫菀 9~12g、款冬花 9~12g、甘草 6g，水煎服，日 1 剂，连服 3~12 剂即见效。

脾胃系病证

1. 辽宁中医药大学附属第三医院院内制剂助阳通便汤，治疗慢传输型便秘，其方药为：肉苁蓉 30g、怀牛膝 30g、肉桂 15g、淫羊藿 30g、白术 20g、山药 20g、郁李仁 20g、厚朴 20g、枳壳 30g、桑椹 20g。其功效为补脾强肾、宽中润肠。脾肾阳虚型便秘即慢传输型便秘成因有三：素体脾肾阳虚，或老年体弱脾肾阳虚，或久用泻火通便之剂伤阳；其病机为脾肾阳虚，推动乏力，糟粕停聚。方中肉苁蓉、牛膝、淫羊藿、肉桂四药强肾益气，助元阳利二阴，通二便；白术、山药健脾润肠；枳壳、厚朴理脾行气，助阳散结，助脾运化水谷；桑椹滋补强壮，润肠燥；郁李仁利水消肿，润肠通便，利大肠之气滞；该方配伍严谨，补通结合，标本兼顾，用药独到。

2. 浙江省诸暨市中医院治疗老年性便秘方（银铃通便

汤）：玄参 10g、生地黄 20g、麦冬 15g、肉苁蓉 15g、黄芪 20g、党参 15g、当归 15g、白芍 10g、决明子 15g、火麻仁 15g、升麻 10g，水煎服，日 1 剂，早晚分服。中医认为便秘病虽在大肠，但与肺、脾、肾等脏腑相关，与气血津液不足有密切关系，是人体阴阳脏腑气血失调的一种局部表现。人至老年，各脏腑功能渐衰，气血津液逐渐不足，无以濡养肠道而致便秘，出现大便传导不利，是谓便秘，老年性便秘以虚为本，由虚致实，虚实夹杂；治疗当以补求通，通中寓补，方可通而不伤正。

3.辽宁中医药大学附属医院治疗老年性便秘方：老年性便秘的发生与脾、胃、肾的功能密切相关，以气血不足、津亏肠燥、脏腑失于濡润为主要特点，根据本病特点拟方润肠通便汤，其药物组成为：党参、火麻仁、苦杏仁、枳实、生何首乌、厚朴、白芍、肉苁蓉、黄芪、生地黄、麦冬、柴胡、陈皮，水煎服，日 1 剂，日 3 次，饭前服。另外老年便秘患者易出现抑郁、焦虑，在服中药同时还要做好饮食、情志及心理的调理，进行中等强度的锻炼，养成定时排便的习惯，形成条件反射，建立良好的排便规律。

4.唐山市王国三老中医治高龄便秘三药：瓜蒌、郁李仁、火麻仁。三药润肠通便，无攻伐正气之弊。

5.愈疡汤方：柴胡 10g、白芍 10g、赤芍 10g、枳实 10g、延胡索 10g、白及 15g、海螵蛸 20g、黄连 5g、吴茱萸 3g、连翘 12g、黄芩 9g、甘草 6g，水煎服，日 1 剂，早晚分服，连用 1 月为一疗程。

6.辽宁中医药大学附属医院治疗中晚期食管癌方：

①经验方食管饮：半枝莲 30g、白花蛇舌草 30g、刘寄奴 30g、金佛草 10g、代赭石 30g、柴胡 10g、香附 10g、郁金 10g、枳壳 10g、沙参 10g、麦冬 10g、玄参 10g、半夏 10g、丹参 10g，日 1 剂，同时服用。

②方开道散：醋紫硇砂 1000g、紫金锭 1000g、冰片 10g、麝香 1g，共研细末，每次 1g，日服 3 次。

7.中国中医科学院孙桂芝教授临床总结出治胃癌四药，临证应用有效。其药物组成为生蒲黄、白芷、血余炭、蜂房。取其清扬化浊、解毒散结之功，可收气血兼治之效。用量为生蒲黄 10g、白芷 10g、蜂房 5g、血余炭 10g。孙教授治肿瘤纳差，常选代赭石、鸡内金、生麦芽、焦山楂、炒槟榔诸药，以健脾调中、化瘀散结而收开胃消瘤之效。

8.中国中医科学院广安门医院余桂清老中医创制健脾益肾汤治疗消化道肿瘤晚期有脾肾亏虚证者，对控制术后癌瘤复发转移、增强抗病能力有一定效果。方药：党参 10g、炒白术 10g、补骨脂 10g、菟丝子 10g、女贞子 15g、枸杞子 15g。本方有健脾益气、补肾培本之功。本方既可补先天，又可补后天，补而不滞，温而不燥。

9.硇金消积方（山东省滨州卫生学校方）主治：食管癌、贲门癌。药物组成：紫硇砂 500g、醋 500g、紫金锭适量，将硇砂与醋放入砂锅内熬至醋尽后晾干，成品为灰黄色结晶粉，再与等量的紫金锭混合研细粉备用，每次 1g，白开水冲服，日 3 次。方义：紫硇砂软坚散结，祛瘀消积；紫金锭辟秽解毒，活血消肿。溃疡型食管癌忌用。

10. 辽宁省辽阳市第三人民医院对急性胃黏膜损伤，用下方治之有宁络护膜养胃之功效。常用药有黄芪、白及、牡蛎、浙贝母、苦参、白蔹、蒲公英、紫苏梗、砂仁、三七等，有参考价值。急性胃黏膜损伤主要原因是饮食不节或饮食不洁、情绪过急、服用药物或毒物等。

11. 天津市中医医院治疗慢性胃炎、消化道溃疡方，其功效为散寒止痛，疏肝和胃。院内方剂名称为"老蔻丸"。方药：当归 45g、茯苓 30g、草豆蔻 30g、甘草 20g、延胡索 45g、高良姜 30g、肉桂 20g、紫菀 30g、干姜 20g、砂仁 15g、香附 30g、草果 30g、郁金 20g、山楂 45g（若反酸去之）共为细末，炼蜜为丸，9g/丸，1 丸 / 次，日 2~3 次。服药期间，忌食辛辣黏腻食品。

12. 贵州省民间治慢性胃炎方，临床应用有效。方药：炒地榆 30~50g，同时加生姜 3~5 片，水煎留汁 300~500ml，饮用时可加适量蜂蜜，一日分 2~3 次服用。地榆有凉血止血、解毒收敛之功。本方取其清热利湿、解毒消炎的作用，验之确有疗效。

13. 邯郸市中西医结合医院王利敏家传急慢性胃病方，适应证：急慢性胃炎、胃溃疡、十二指肠溃疡，证属木郁克土、胃阴不足者。方药：有沙参、当归、石斛、厚朴各 15g，白术、焦三仙各 10g，山药、白芍各 18g，鸡肉金、陈皮、砂仁、白蔻各 6g，半夏 5g、枳壳 10g、甘草 3g，水煎服，日 1 剂。

14. 黑龙江省肇州县名医郑侨先生治疗慢性腹泻经验方：三味止泻散，石榴皮、茯苓、炒白术各 50g，共为细末，每次 10g，日 3 次，连用 7~15 日有效，方简而效。究其慢性腹泻，多因脾虚湿盛所致。方中白术补气健脾，茯苓利水渗湿，石榴皮固涩止泻，一补一利一涩，补中有利，利中有补，利中有涩，涩中有通，可使补而不腻，利而不泻，涩而不滞，三药相互配伍，组方巧妙，故能见效。

15. 胃肠术后若见恶心呕吐，上腹饱满，肛门停止排气和排便，现代医学称为胃轻瘫综合征（简称"胃瘫"），河北省唐山市第三医院用莱菔承气汤灌肠收良效。其药物组成：大黄 20g（后下）、芒硝 15g（冲）、厚朴 15g、枳壳 10g、莱菔子 15g、木香 10g、牛膝 10g，加水煎煮取汁备用，有通腑排气、协调胃肠运动之功。

16. 山西省民间治疗急性菌痢（即志贺菌病）效方：生山楂、焦山楂各 60~150g，开水适量，浸泡半小时至 1 小时后频服，1 剂可服用 1~2 天。本方对湿热积滞者效佳，本方除对菌痢有效外，尚对各种原因致腹痛胀满、泄泻有效。

17. 名老中医吴少怀先生认为无积不成痢。其治疗初期以通为先，因积滞者应去积，因湿热者应清其湿热，因于气调其气，因于血和其血。吴老认为清湿热、开郁结、和气血、消积滞是治疗痢疾的基本方法。痢疾的用药，吴少怀先生有独到之处，可供临证参考。后重宜导滞，可用大黄、槟榔之属；腹痛宜行气，可用木香、厚朴之类；脓血者宜和营血，可用当归、白芍、甘草；清热宜用黄芩、黄连；除湿宜用苍术、厚朴。初期忌补气固涩，后期宜通调气机，可用宣通肺气之苦杏仁、桔梗、浙贝母等药，可使清升浊降，气行滞去则后重自除。

18. 中国中医科学院广安门医院仝小林大夫在实践中总结出中药胃动力药的使用范围。胃动力药是指常用中药中对食管、胃、小肠、大肠的蠕动具有促进作用的一类中药。临床可根据其促进消化道蠕动的作用部位不同，分别选用之。如食管用枳壳、枳实，胃用枳实、枳壳、槟榔，小肠用牵牛子、槟榔，大肠用大黄、炒莱菔子。

19. 石家庄市中医院冯占海老中医治溃疡性结肠炎经验方（冯氏结肠炎三药）：炒白芍 12~30g、川黄连 3~9g、生地榆 15~30g。脾胃虚弱者加黄芪、党参、白术补脾益胃，若脾湿失运可加苍术、白术、薏苡仁、清半夏燥湿健脾，湿热著者可加黄柏、败酱草清利脾胃湿热，少腹痛者可加木香、当归、青皮、陈皮理气和营，不效也可加川楝子、延胡索、大腹皮，大便次数多可加炒白术、生山药、白扁豆，脓血便加马齿苋、白头翁、薤白，大便不爽加大黄炭，加减法为笔者体会。

20. 胃下垂为临床常见病，山东省德州市人民医院王明亮、郝慧丽运用三法治疗本病，收效较好。早期行气导滞为治，以解决胃浊壅滞，从通降消滞入手祛除胃浊。常用药：木香、香附、枳实、白术、炒槟榔、黄连、大黄、草豆蔻、陈皮。中期宜益气升提佐活血化瘀，即用补中益气汤加莪术、当归、丹参、红花。后期重视补肾，可在中期治疗的基础上加固本培元之品，如淫羊藿、枸杞子、熟地黄、菟丝子、肉苁蓉，取其"肾气通于胃"之旨。

心系病证

1. 河北省张家口市万全区王俊书大夫等治疗房室传导阻滞协定方（温心通脉汤）：麻黄3g、桂枝12g、细辛6g、黄芪15g、白芍15g、炙甘草15g、瓜蒌皮10g、薤白15g、酸枣仁10g、丹参15g、山楂20g、水蛭10g，水煎服，日1剂，连用4周为一疗程，经临床观察本方治房室传导阻滞有效。房室传导阻滞由于心室率减慢，心搏量减少，患者出现胸闷心悸等症状，属于中医"胸痹""心悸"范畴，治宜温振心阳、散寒通脉。

2. 全国著名名老中医马智教授行医近50年，对顽固性失眠有丰富的治疗经验，先生认为失眠总与心、肝二脏关系最为密切，治必调肝脾，安心神，心肝并治，兼顾脾胃，安神定志，应用自拟解郁安神汤治疗顽固性失眠收效良好，该方药物组成为：柴胡15g、白芍15g、当归15g、川楝子15g、郁金15g、香附15g、生龙齿50g、茯苓15g、炙甘草15g、石菖蒲15g 、远志10g、酸枣仁25g、夜交藤15g、琥珀9g，临证应用重视药物归经，重点选入心、肝经之品。先生常用药对如下：①疏肝选柴胡、白芍、郁金、香附；

②宁心安神选石菖蒲、远志、茯苓；③养心安神选炒酸枣仁、夜交藤；④重镇安神选龙齿、琥珀（3g冲服）；⑤健脾养血安神药选茯苓、甘草、当归。治失眠宜身心同治，忌食刺激食物，作息有规律，同时要有信心，保持乐观情绪。

3. 上海名中医王庆其先生重视从脾论治冠状动脉粥样硬化性心脏病（简称"冠心病"），认为脾不散精导致动脉硬化的形成。因为当脾不散精则精化浊，临床表现为高脂血症等，进一步当浊凝成斑，痰瘀互结，则形成血管斑块；再进一步斑块成积，则出现痹阻血脉。若斑块破裂，阻痹血脉，诱发致命性的心律失常，充血性心衰而最终不治。王庆其先生说针对冠心病胸闷为主，形体肥胖，舌苔厚腻，痰湿较重者，要以健脾化痰、活血通络为法，处方时要重用白术至30~90g，加党参、茯苓等益气健脾，化痰要分清热痰还是寒痰，热痰用竹茹、浙贝母、瓜蒌皮、天竺黄等，寒痰用半夏、胆南星、陈皮等，佩兰、砂仁、苍术、厚朴以健脾助运化湿而治之。

4. 名医高辉远治疗冠心病效方养心定志汤，临床疗效满意。治疗冠心病不主张一味用活血化瘀药，提示及时温通心阳，可防心脏功能减退。方药为：太子参10g、茯苓10g、石菖蒲10g、远志10g、桂枝10g、甘草5g、浮小麦15g、大枣5枚、川芎10g、龙骨10g、延胡索10g。本方由安神定志丸、桂枝甘草汤、甘麦大枣汤加活血化瘀药组成。方中太子参益心气，茯苓调心脾，菖蒲、远志通心窍以定志，川芎、延胡索理气活血止痛，龙骨安神强志。桂枝甘草汤辛甘化阳，为补心峻剂；

甘麦大枣汤养心安神，和中缓急；共奏温阳益气、养血安神之效。

5.冠心病为老年常见病，往往有实不受攻、虚不受补的特点，补则血滞，活血则耗气。其病机多为脏气不足，瘀滞心脉。上海颜德馨教授自拟养心汤治老年冠心病、心肌梗死、心肌炎等有良效。养心汤益气养心，行气活血祛瘀痛。药物有：黄芪、党参养心益气，葛根、川芎、赤芍、山楂、降香通心脉，决明子疏通上下气机，石菖蒲开心窍，引药入心。

6.临证凡遇老年高血压病伴失眠的患者，可选用上海名老中医王翘楚教授经验方"二白降压汤"治疗，可收改善睡眠、控制血压之效。因高血压病伴失眠的病人均见肝阳偏亢，本方有平肝泻热、安神助眠之功。方中桑白皮、刺蒺藜、天麻、钩藤平肝潜阳，怀牛膝引血下行，焦栀子、黄芩清泻肝火，赤芍、丹参、川芎活血通络，白芍、葛根养阴生津柔肝，夜交藤、合欢皮安眠宁神。若见呕吐可加清半夏、炙枇杷叶，头痛可加蔓荆子、白芷，耳鸣加磁石，便秘加大腹皮、生地黄。一般连用4周见效。

7.山西省运城市张军运用"五草四藤汤"治疗肾性高血压，有良效。方药为：夜交藤15g、鸡血藤30g、钩藤15g、忍冬藤15g、益母草15g、夏枯草15g、豨莶草15g、墨旱莲20g。功效为养血活血，祛瘀通络，滋阴清热，平肝息风。临床应用本方时加减法如下：血脂异常加山楂、何首乌、泽泻；便秘加大黄、荷叶；头晕头胀加石决明、白芍、牡蛎、菊花；

口干苦苔腻加黄芩、黄连、半夏、麦冬；舌红无苔加生地黄、太子参、山茱萸；腰膝无力加炒杜仲、桑寄生；畏寒肢冷加仙茅、淫羊藿、巴戟天；气短乏力加黄芪、人参、丹参；血压持续不降加全蝎、蜈蚣。张军先生的用药思路与笔者基本一致，可在实践中相互参考，对高血压病治疗有一定参考价值。

8. 湖南中医药大学郭振球教授创"潜息宁"方，通治各种类型的高血压病。本方以天麻为君，桑椹为臣，钩藤、珍珠母、桑枝、刺蒺藜、白菊花、炒杜仲、怀牛膝、夏枯草等为佐使，诸药共奏潜阳息风、补阴宁神、平衡阴阳、标本同治之功。临床研究证实，本方除有明显的降压作用外，还具备改善临床症状及自主神经紊乱等综合作用。临床观察发现本方育阴潜阳，平肝息风，对震颤也有效。本方缓肝息风，滋肾清热，加荷叶、阿胶珠、麦冬、生地黄，可治肝郁化热之头疼；肺结核见肺阴不足者，可合百合固金汤治之；恶性肿瘤放化疗手术后体弱，可加白花蛇舌草、重楼、薏苡仁，亦可收效。郭教授之研究符合临床，可参考应用。

9. 张秋才老中医高血压效方菊花蒺藜汤：菊花 15g、刺蒺藜 15g、泽泻 20g、牡丹皮 10g、川牛膝 15g、桑寄生 30g、益母草 30g、川芎 10g、瓜蒌 30g、红花 10g、党参 15g，本方有平肝利水降压之功，临床可随症加减，临床用之每获佳效。

10. 邓铁涛教授十分推崇浴足疗法，常将浴足作为一种外部调养法，对高血压病人有很好的辅助作用。他常告诫学生们说："中药浴足这种看似简单的方法不能丢。"邓老常用浴足方为：川牛膝 30g、川芎 30g、天麻 15g、钩藤 10g、夏枯草 10g、吴茱萸 10g、肉桂 10g，上方加水 3000ml，水煎煮，水沸后 10 分钟，取汁趁热浴足 30 分钟，上下午各 1 次，2~3 周为一疗程，临床应用时可灵活掌握，方法是浴足之汤液可再加温重复用 1~3 次，所剩药渣，可重复加水煎煮，药汁同上重复使用，1 剂药可用 3~5 天。本方有平稳血压、巩固疗效之功。

11. 河北医科大学第一医院中医科治心律失常经验方：生石膏 30g、知母 10g、生山药 15g、炙甘草 6g、赤芍 15g、党参 15g、珍珠母 30g、甘松 6g。若心动过速加苦参、生地黄各 15g，心动过缓加麻黄 6g、制附子 9g、细辛 3~5g，失眠加酸枣仁 15g、远志 10g、夜交藤 30g，高血压病加生龙骨、生牡蛎、葛根各 30g，舌苔白腻或黄腻者，可合温胆汤或瓜蒌薤白白酒汤。本方若出现"口燥渴、心烦、背恶寒、时时恶风、汗出"者，更适合。

12. 名中医王国三先生行医 60 多年，临床诊治心绞痛，从益气养心入手，随症调治疗效卓著。基本方为补心合剂：党参 15g、当归 10g、生山楂 10g、龙眼肉 10g、熟地黄 10g、炒麦芽 12g、川楝子 10g、石菖蒲 10g、炒酸枣仁 30g、生龙骨 30g、生牡蛎 30g。临证加减如下：气机不畅胸闷憋气者加枳壳，腹胀者加大腹皮，瘀血阻滞胸痛较著者加延胡索、郁金，疼痛连及肩背者加片姜黄，舌质紫暗有瘀斑者加红花、水蛭，痰浊阻滞、食欲不振者加砂仁、香橼，食后脘腹胀滞者加焦三仙、炒莱菔子，舌苔白腻者加藿香、佩兰，舌苔厚腻者加苍术，痰阻胸阳合栝蒌薤白半夏汤，寒凝较重加用桂枝、附子、干姜，心阳虚弱、四肢逆冷者合四逆汤，心烦加栀子，气阴两虚舌红者合生脉散，少寐加夜交藤、合欢花，多梦加石菖蒲、远志，夜梦易惊者加紫贝齿、龙齿。

肝胆系病证

1. 广东省深圳市中医院治疗胆囊息肉方：柴胡 15g、白芍 20g、白术 15g、黄芪 15g、三七 5g、香附 15g、郁金 15g、鸡内金 15g、金钱草 15g、蒲公英 15g、海螵蛸 20g、甘草 5g，水煎服，日 1 剂。平素一定吃好早餐，忌食辛辣肥甘厚味之品，忌烟酒，同时保持心情舒畅。治疗原则为益气健脾、利湿祛痰、化瘀散结、清除淤积。

2. 湖南省中医药研究院等单位联合研制之脂肝丸治疗痰浊瘀结型非酒精性脂肪肝有一定效果，其配方如下：泽泻 15g、丹参 15g、草决明 20g、山楂 10g、何首乌 10g、郁金 10g、虎杖 10g，共为细末，装胶囊 0.5g/ 粒，每次 4 粒，日 2 次，3 个月为一疗程。其立法原则为利湿降浊、疏肝化瘀。

3. 河北省人民医院张秋才老中医治疗脂肪肝效方清脂汤：茵陈 30g、柴胡 10g、苍术 10g、川厚朴 10g、茯苓 10g、丹参 30g、山楂 30g、蒲公英 30g、郁金 10g、赤芍 12g、炒槟榔 15g，水煎服，日 1 剂，大便以日 1~2 次为宜，除药物治疗外需戒酒，少食肥甘，晚餐宜少，增加运动，疗效更佳。

4.胆总管结石术后肝细胞损伤方（此方为上海名中医朱培庭组方）益气柔肝汤：生地黄、党参各15g，何首乌、枸杞子、白术、白芍各12g，佛手、陈皮、甘草各6g，茯苓9g，阴虚津伤去党参改太子参。本方能明显改善胆道术后出现的症状、体征和实验室各项指标，有良好的保肝作用。

脑系病证

1.河北省唐山市丰润区人民医院治疗顽固性头痛方：其药物组成为川芎30g、羌活15g、防风15g、白芷15g、细辛5g、天麻20g、蜈蚣3条、全蝎10g、地龙20g、胆南星10g、僵蚕10g、半夏10g、白芥子10g、茺蔚子10g、柴胡15g，诸药共为粗粉，每天取10g用纱布包煎煮2次，每次5分钟，合匀分2次饮用。

2.河南省驻马店市第二中医院治疗急性脑血管病协定处方：本协定方可在西医常规治疗时应用，疗效较好，值得进一步验证。治疗时，按虚实两型治疗。

①实证：病机为风、火、痰、瘀。临床常见口舌㖞斜，半身不遂，舌强语謇，肢体强硬，大便秘结，烦躁不寐，舌暗红苔黄腻，脉弦滑。

该处方用于风火相煽、痰瘀内阻之实证，治宜平肝息风、清火化痰、化瘀通络。方药：天麻9~12g、胆南星6~9g、浙贝母9~15g、石菖蒲9~15g、大黄9~15g、全瓜蒌20~30g、丹参15~20g、川芎15~20g、鸡血藤15~20g、钩藤 15~20g，水煎服，日 1 剂，水煎 2 次，留汁 500ml，每次 250ml，早晚各服一次。

②虚证：多为气虚或阴虚。临床常表现为口舌㖞斜，半身不遂，声怯懒言，神疲气短，头晕乏力，肢体软瘫，烦渴多尿，潮热盗汗，舌暗红，少苔，脉弦细数。

治宜益气养阴，活血通络。方药：黄芪 15~30g、太子参 15~20g、麦冬 10~20g、丹参 15~20g、赤芍 15~20g、川牛膝 10~15g、桃仁 10~15g、地龙 10~15g、全蝎 3~6g、红花 3~6g，煎服法同实证。

3. 上海名中医夏翔先生依据多年治疗脑病经验，创经验方"百岁方"（黄芪、葛根、川芎）治疗血管性痴呆，收到良效。本方若与六味地黄丸合用，对老年人健忘、耳鸣、眩晕诸证有效。

4. 癫痫效方：定痫复健丸，系名医吕同杰方，临床疗效较好。观察 34 例，服一料治愈 18 例、显效 9 例、有效 7 例，全部有效。服用本方需注意：不可马上停服西药，要配合中药治疗逐步减西药量；服丸药待完全停止发作后也要巩固一段时间，避免精神刺激。

方药：人参 45g、茯苓 90g、白术 60g、胆南星 60g、清半夏 60g、天竺黄 45g、皂角刺（焙焦）30g、明矾 30g、硼砂 30g、朱砂 30g、琥珀 45g、僵蚕 60g、全蝎 60g、蜈蚣 50 条、当归 60g、川芎 60g、甘草 45g，上药共研细粉，水泛丸，每服 6g，日 2 次。方中朱砂研细，做水丸后泛上为衣，配药时亦可加入炒莱菔子 60g，效更佳。

方义：半夏、胆南星、天竺黄、皂角刺、明矾祛痰化浊开窍，朱、琥、硼重镇潜阳解痉，三虫（僵蚕、全蝎、蜈蚣）化痰通络息风，四君（人参、茯苓、白术、甘草）健脾绝生痰之源，归、芎益心肝，养血活血。本方有祛痰浊，平肝阳，息风解痉通络的功效，本方标本同治，虚实兼顾，可自行配制。

肾系病证

1.浙江省临海市第一人民医院中医科治疗肾病蛋白尿方黄芪益母汤：黄芪20g、石韦10g、白茅根12g、茯苓12g、益母草12g、丹参10g、甘草6g、麦芽10g、生地黄10g、山药10g，水煎服，日1剂，连用3个月为一疗程，用西药依那普利控制血压、改善肾循环。中药治则为益肾健脾、清利活血，黄芪、生地黄、山药顾护肾气、扶正固本，丹参、益母草活血化瘀，石韦、白茅根、茯苓利水湿，麦芽健脾消食，甘草调和诸药。

2.上海中医药大学附属曙光医院中医外科薛慈民教授认为，前列腺炎病机特点以肾虚为本，湿热为标，瘀阻为变。通补调理为其治则。常用经验方药物组成为：黄芪30g、蒲公英15g、丹参15g、黄柏12g、白花蛇舌草15g、马鞭草15g、广郁金12g、川牛膝15g、延胡索9g、大腹皮10g、甘草6g。此方通补兼施，清湿热，通络脉，益肾气。若会阴少腹疼痛、尿频尿痛、苔腻者，加土茯苓、虎杖、萆薢等，若热邪重、苔黄腻可加大血藤、败酱草、穿心莲、皂角刺，平素体弱纳差者加茯苓、薏苡仁、炒白术、炒谷芽、炒麦芽等，久病不愈、舌下络脉瘀滞者加当归、赤芍、桃仁、泽兰、炒王不留行、三棱、莪术，久病及肾、正气虚者加肉苁蓉、菟丝子、补骨脂、女贞子、熟地黄，遗精尿浊加金樱子、覆盆子。

3. 辽宁中医药大学附属医院郭恩绵教授治疗慢性肾炎效方称为玉肾露，其药物组成：黄芪 35g、白术 15g、太子参 20g、菟丝子 15g、枸杞子 20g、金樱子 10g、山茱萸 20g、丹参 10g、泽兰 15g，素体虚弱合玉屏风，血尿可加祛瘀止血之品，忌用炭类固涩之药；病情顽固可以加虫类药去伏络之沉疴；外合风邪选蝉蜕、僵蚕；血瘀肾络可用地龙、水蛭；若伴高血压病不论有无水肿，均可在应证方药中加利水之品；选药忌寒凉伤胃之则；注重情志疏导，身心同治可在应证方药中少佐理气、清心、除烦之品，效果明显。

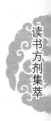

4. 上海市第七人民医院治疗男子弱精不育症方药有熟地黄 10g、黄芪 10g、太子参 10g、续断 10g、枸杞子 10g、沙苑子 10g、皂角刺 15g，水煎服，日 2 次，饭后服，全方诸药合用共奏健脾补肾益精、活血化瘀生精之效。

5. 江西省中医院万友生老中医治肾炎水肿方：白茅根 30~60g、薏苡仁 15~30g、赤小豆 15~30g，水煎 2 次，每次煎 30 分钟，合匀分 2 次服。本方清热利湿，滋养阴液，是治疗湿热伤阴所致水肿的理想之方。

6. 山东周凤梧教授治疗石淋（泌尿系结石）效方。

①金核桃汤方：金钱草 30~60、海金沙 12g、鸡内金 6g

（研末，分2次冲服）、生地黄15g、玄参12g、天冬9g、石韦12g、萹蓄9g、瞿麦9g、怀牛膝9g、车前草12g、滑石12g、木通5g、生甘草5g、炒核桃仁4枚（分2次嚼服），水煎服2次，每次煎30分钟，留汁共计600~800ml，早午晚分3次服。加减：血尿加小蓟炭、藕节炭、血余炭、白茅根、仙鹤草任选1~3味，腰痛甚者去木通加续断，便秘加芒硝、大黄，阴伤去木通、瞿麦加麦冬、天花粉，尿检脓细胞多加金银花，气虚者去木通加参、芪。

②内金核桃膏：核桃仁500g（蒸研粉）、鸡内金250g（焙研粉）、蜂蜜500g，将蜜熬开，合入核桃仁、鸡内金粉，搅匀为膏，装瓶备用。每次服一茶匙，日服3次，服后多饮温开水。

以上两方同时服用。

气血津液病证

1.辽宁中医药大学附属医院治疗再生障碍性贫血协定方及加减法，配合西医常规治疗收到较好的效果。其协定方如下：黄芪30g、人参10g、当归20g、阿胶20g、鹿角霜15g、补骨脂20g、菟丝子10g、肉苁蓉10g、龟甲胶15g、熟地黄20g、制何首乌10g、枸杞子20g、白术10g、山药20g、三七5g、丹参10g、甘草10g。随症加减：伴心悸气短失眠者加桂枝、远志，纳食减少加焦三仙、鸡内金，伴崩漏加血余炭、仙鹤草，盗汗、手足心热者加知母、地骨皮。

2.苏州大学吴葆德教授创制固本生血丸治疗慢性再生障碍

性贫血收效较好。吴教授认为，该病病机本于阴阳，累及五脏；病变部位为五脏皆损，重在脾胃；疾病性质为虚实并存，以虚为主。固本生血丸中猪骨髓、紫河车、龟甲胶、鹿角胶、阿胶等血肉有情之品为君，滋肾填精以生髓造血；人参、黄芪、当归、生地黄、熟地黄、灵芝、补骨脂等为臣，益气养血、提高免疫功能；牡丹皮、泽泻、白薇、秦艽为佐，滋阴清热，调整阴阳；茯苓、陈皮、炙甘草、谷芽、麦芽为使，健脾和胃以助生化之源；再加丹参活血化瘀，促进血液循环，取"祛瘀生新"之意。诸药相伍可收滋肾健脾，补五脏气血，调失衡阴阳之效。

3. 辽宁中医药大学附属医院治疗鼾证多选二陈汤或三子养亲汤加减化裁。常用药物：半夏、胆南星、陈皮、丹参、枳实、厚朴、瓜蒌、黄芪等，腹胀便溏者加党参、白术、茯苓，若见胸闷疼痛，舌质暗有瘀点、瘀斑者加川芎、桃仁、红花、赤芍，若夜寐浅而醒的次数偏多者加龙骨、牡蛎、炒酸枣仁，若伴头晕、腰酸、肢乏、遗精者改服六味地黄丸合交泰丸，若见气短乏力、畏寒肢冷者用真武汤合苓桂术甘汤以温阳利水，健脾化痰。

4. 上海市普陀区人民医院中医科治疗中老年无症状高尿酸血症温肾泄浊汤：制附子6g、菟丝子15g、桂枝9g、白术15g、山药15g、萆薢15g、泽泻15g、红花9g，水煎服，日1剂。方中附子补火助阳，桂枝通阳化气，菟丝子补肾养肝，白术益气健脾、燥湿利水，萆薢利湿祛浊，泽泻利水渗湿，红花活血化瘀，红花为朱丹溪治痛风必用之品。临证实践表明该方具有降低血尿酸，调解中老年男性性激素的作用。可参考。

5. 上海嘉定中医医院治疗糖尿病周围神经病变膝䐌痹方，用药如下：黄芪 15g、桂枝 12g、白芍 12g、鸡血藤 15g、生地黄 10g、山药 15g、鬼箭羽 10g、川芎 10g、地龙 10g、瓜蒌 15g、延胡索 15g、川牛膝 6g，水煎服，日 1 剂，连服 30 剂为一疗程。方义：益气养阴，活血通络，通痹止痛。本方对糖尿病患者麻木、肢冷、疼痛等症状的改善确有疗效。若配合针灸，效果更佳。

6. 国医大师唐由之治疗糖尿病视网膜病变基本方：生蒲黄、姜黄、女贞子、墨旱莲、丹参、枸杞子、生地黄、川牛膝、山茱萸、菟丝子、川芎。玻璃体混浊眼底纤维增殖明显者加浙贝母、半夏，肝肾亏损明显加金樱子、生地黄、熟地黄、五味子、楮实子等，血虚明显加当归，方中加姜黄、蒲黄能化瘀血、通目络。

7. 山东大学齐鲁医院杨竟教授从脾论治糖尿病取得良效。他提出健脾益气治其本，活血化瘀防其变。常用药物为：黄芪 120g、人参 10g、水蛭 6g、丹参 6g、生地黄 6g、熟地黄 6g、泽泻 10g、三七粉 6g、当归 6g 等，先以西药与汤药相配，然后逐步减撤西药，改汤剂为胶囊，持续服药至血糖保持在一定范围，没有明显波动为止。

8. 天津中医药大学汤德安教授自创降脂汤治疗高脂血症收到显著疗效。方药：山楂 20g、丹参 15g、三七粉 3g（冲服）。水煎服，日 1 剂，分上下午多次口服，连服 30~60 天。方中山楂除消食化积外，还可降血脂；丹参除能保护心脏外，还可调节血脂；三七能抑制脂质吸收，促进脂质代谢转化。三药服用安全。

9. 河北省张家口市第一医院中医科治疗恶性胸腔积液方瓜蒌椒目汤：瓜蒌30g、川椒目10g、桑白皮10g、葶苈子10g、紫苏子10g、炒莱菔子10g、清半夏12g、化橘红12g、茯苓15g、猪苓20g、车前子12g、桂枝6g、刺蒺藜10g、莪术15g，本方经核对资料确认为恩师李春茂先生遗方。笔者应用本方多年，药味稍有不同，方中无刺蒺藜、莪术、车前子，而加入紫菀30g、桔梗6g、半枝莲15g取效。本方随症加减治疗各种原因所致胸腔积液均有效，多数病人服用本方后胸腔积液逐渐减少或吸收，抽液次数减少或多数不用抽液，其理待探讨。

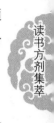
读书方剂集萃

10. 孙建新等认为三焦气机阻滞、水道不通、血络痹阻为糖尿病肾病之主要病机，确立"疏通三焦，运转枢机，活血利水，滋阴补肾"之治疗大法，给予"小四五六汤"治疗。方药即小柴胡汤、四物汤、五苓散、六味地黄汤合方，常用方药如下：柴胡15g、黄芩10g、党参15g、制半夏10g、白芍10g、生地黄10g、熟地黄10g、川芎10g、当归10g、猪苓10g、茯苓10g、桂枝3g、白术10g、泽泻10g、山茱萸10g、山药10g、牡丹皮10g、甘草3g、生姜3片、大枣3枚。

11. 国医大师朱良春认为，痛风主要责之浊瘀，而非是热。目前临证往往重清热利湿，忽视对脾肾的调养，使得主要病因浊瘀不能从根本上化解，调摄脾肾是降低痛风发病和并发症发生的根本。本病的治疗原则为泄浊化瘀，调益脾肾。选用土茯苓、萆薢、蚕沙、威灵仙等泄浊毒、通关节；择鬼箭羽、赤芍、益母草、泽兰等活血化瘀，利水泄下；选苍术、制何首乌、薏苡仁等运脾益肾，健脾利湿。对病程长者，可适当应用虫类药以提高疗效。临证可辨证加减以提高疗效，若见关节灼热、焮热肿痛者配以羚羊角粉或水牛角、地龙清热通络；关节剧痛、痛不可近者加全蝎、蜈蚣搜风通络；关节僵硬畸形者参以穿山甲、蛴螬虫开瘀破结；伴有结节、痛风石者投以僵蚕、牡蛎化痰散结；腰背酸楚、骨节冷痛者，用以鹿角霜、蜂房温经散寒；常收奇效。

12. 山西省民间治疗淋巴结肿大方（颈部淋巴结核）：夏枯草50g、白头翁30g、陈皮10g，可加红糖适量，水煎当茶频饮。本方对病程长，破溃不愈者有效。本方疏达肝气，化痰祛瘀，软坚散结，故收效迅速。

13. 重庆市中医药临床研究所治疗干燥综合征的益肾润燥丸：桑椹30g、生地黄60g、山茱萸30g、桑寄生30g、火麻仁12g、枸杞子15g、沙参30g、麦冬30g、川楝子10g、当归30g、黑芝麻15g，各研细末合匀，炼蜜为丸，每丸重10g，早中晚各服两丸，开水送服，连服2~3月。

14. 海军军医大学第一附属医院（上海长海医院）研制的"四生汤"由生黄芪、生地黄、生白术、生薏苡仁组成。其功为滋阴补肾、清热生津、健脾益气，本方为肿瘤放疗过程中调理方。对肿瘤放疗患者伴见疲乏无力、食欲减退、口干舌燥、口腔溃疡、头发脱落等临床症状有减轻和缓解作用。四药有抗肿瘤作用，配合食用蜂蜜、麦冬、百合、银耳、山药、梨等生津益气之品更好。

肢体经络病证

1. 上海中医药大学附属曙光医院治疗肝郁肾虚型甲状腺肿方：青皮 15g、陈皮 15g、莱菔子 15g、紫苏子 15g、炒白芍 15g、仙茅 15g、淫羊藿 15g、生地黄 15g、浙贝母 10g、乌药 15g、山茱萸 10g、熟地黄 10g、连翘 10g、炙甘草 6g，水煎服，日 1 剂，连用 8 周为一疗程。青皮、陈皮疏肝理气开郁散结，仙茅、淫羊藿、生地黄温肾填精，乌药温肾行气，炒莱菔子、紫苏子降气化痰，浙贝母化痰软坚散结，连翘消肿散结、清郁热，甘草调和诸药。

2. 国医大师邓铁涛先生治疗弥漫性甲状腺肿伴甲亢方：太子参 30g、麦冬 10g、玄参 15g、五味子 6g、生牡蛎 30g、浙贝母 10g、山慈菇 10g、白芍 15g、甘草 6g，功效为益气养阴、化痰散结。

3. 天津中医药大学第一附属医院梁平茂教授治疗甲状腺结节方：夏枯草 10g、茯苓 20g、柴胡 20g、鳖甲 20g、连翘 20g、鸡内金 20g、海浮石 20g、醋青皮 10g、延胡索 20g、陈皮 10g，此方以疏肝健脾为主，辅以化痰散结。方中夏枯草清泻肝火，散结消肿为君；柴胡疏肝解郁为臣；茯苓健脾消痰，青皮、陈皮理气除痰，鸡内金、海浮石散结消瘿，连翘、延胡索清咽利喉共为佐使。梁师善用对药，消痰以海浮石、猫爪草

读书方剂集萃

合用，海浮石可消积块、化老痰，猫爪草可治颈部瘰疬结核；理气多用花类药物，常玫瑰花、玳玳花合用，一则质轻向上，理气兼能疏肝，二则活血化瘀而不伤正；有瘀血指征者可用三棱、莪术，虚者不用。根据本虚标实理论可在基础方中加麦冬、功劳叶补益阴液。传统化痰散结药海藻、昆布因含碘量高，不宜用于甲状腺结节之治疗。

4.上海市中医医院脑病科学术带头人李如奎教授自拟止颤方，其主要药物有黄芪、白芍、知母、制何首乌、钩藤等；其立方原则为滋补肝肾、息风解痉、补益气血，方中主药取黄芪、白芍相伍气血双补，使髓海得荣，且白芍兼有缓急柔筋之功，知母清热养阴，何首乌滋阴补肾，钩藤息风除颤。钩藤与知母相伍有清热息风之效，可宁静元神之府。治疗震颤需待时日，方能收效，诸药为散货，制成胶囊或颗粒剂服用可方便患者。笔者在临证常用夜交藤预知子汤加蝉蜕、钩藤、白芍、山茱萸治震颤，收效可靠。同时对其除震颤外，诸如抑郁、睡眠障碍、认知障碍、自主神经功能紊乱、便秘等症均有调节作用，可在实践中积累经验。

5.湖南省洞口县中医医院治疗椎间盘突出症处方：秦艽、羌活、桃仁、红花、香附、三七、乌梢蛇、地龙、甘草各100g，炒杜仲、续断、怀牛膝、威灵仙各150g，当归120g，血竭60g，蜈蚣15条，共为细末，炼蜜为丸，每丸6g，每次3丸，日3次，白开水送服，服完一料为一个疗程。有调补肝肾、活血通痹、祛风止痛之效。本方为王清任身痛逐瘀汤去没药、五灵脂，加血竭、三七、杜仲、续断、乌梢蛇、蜈蚣、威灵仙组成。

6.《魏长春临床经验选辑》载"五桑四藤防己汤"治痹证，处方：桑叶 10g、桑白皮 10g、桑枝 12g、桑椹 12g、桑寄生 12g、钩藤 9g、防己 9g、鸡血藤 15g、忍冬藤 15g、天仙藤 15g。本方有清热祛湿、舒筋活络之功。主治痹证，症见风湿痹痛、骨节酸楚或久服辛燥走窜之品致气津已亏者。

外 科

1. 上海市中医医院皮肤科治疗痤疮方：枇杷叶 12g、桑白皮 12g、黄芩 9g、连翘 6g、栀子 9g、白花蛇舌草 30g、连翘 12g、丹参 30g、赤芍 9g、牡丹皮 9g、生甘草 6g。随症加减：脓包加蒲公英、紫花地丁、金银花，伴结节囊肿加浙贝母、皂角刺，皮脂溢出者加茵陈、侧柏叶、生山楂、荷叶，大便秘结加大黄、虎杖。水煎服，日 1 剂，水煎 2 次，早晚分服。

2. 上海虹口区欧阳社区卫生服务中心治疗膝骨关节炎外用热敷方：制川乌 9g、制草乌 9g、当归 12g、红花 6g、苏木 6g、胆南星 9g、羌活 9g、独活 9g、桂枝 6g、威灵仙 12g、寻骨风 12g、透骨草 12g、延胡索 9g，共为粗粉，装入纱布口袋中，放砂锅或搪瓷烧锅中加水 1000ml，浸泡 30 分钟，煮沸后用文火煎煮 15 分钟，待药液温度至 35℃~40℃时用毛巾蘸药液热敷膝关节部位20分钟，日1次，药液可重复使用3~5天，连用2周为一疗程。本方不能内服，切记为要。中药局部热敷可提高药物在局部之浓度，能扩张血管，改善血液循环，增强药物渗透，促进无菌性炎症渗出物的吸收和损伤组织的修复，缓解症状，恢复功能。该外用药（膝痛洗方）有温筋脉、祛风寒、行气血、透关节之殊功，使用方便，价廉有效。

3. 上海中医药大学附属龙华医院治疗乳痈方：瓜蒌皮、子各9g，青皮、陈皮各9g，牛蒡子、柴胡各12g，皂角刺、黄芩、连翘各9g，天花粉15g，漏芦15g，生甘草6g，水煎服，日1剂，3天为一疗程。

4. 天津市中医院治疗风湿性关节炎（湿热型）方，凡具有关节红肿热痛、脉数、舌红者即可服用，且有降低血沉、退热、消肿、化斑之功效。方药及加减如下：忍冬藤30g、连翘15g、生地黄15g、天冬9g、麦冬9g、知母9g、怀牛膝9g、秦艽15g、赤芍15g、丝瓜络9g、生薏苡仁30g、滑石6g、甘草6g，关节肿甚加防己15g，热重加生石膏15~30g、疼痛重加地龙9~15g、鸡血藤15~30g，水煎服，日1剂，药渣煎水可熏洗患处。

5. 临证对于骨折病人，手术复位满意后，可根据患者情况予以中药治疗6周，其消肿止痛、接骨续筋之功甚宏，辽宁中医药大学附属第二医院武当神效桂枝汤加味可获良效。主要药物有：桂枝10g、桑枝10g、当归10g、白芍10g、羌活9g、红花6g、葛根9g、姜黄9g、川芎9g、乳香3g、血竭1g（兑服）、没药 3g、泽泻 15g、连翘 5g、金银花 15g、生地黄 30g、龟甲 30g（打碎）、土鳖虫 5g，水煎服，日 1 剂，早晚服。

6. 河北民间治疗内痔方：炒槐花 10g、秦皮 10g、白芍 10g、炒地榆 10g、侧柏叶 8g、荆芥 8g、炒枳壳 6g、防风 6g、甘草 4g，便秘加大黄 5g，水煎服，日 1 剂，3 次分服，连用 7 天。本方为内痔出血偏方，诸药性偏凉不可久服。溃疡性结肠炎见便血者可试服，只可暂用。便血日久属气虚、阴虚者及脾胃素虚者不宜用本方。

7. 苏州大学附属第二医院中医科痔瘘洗剂方：生大黄 20g、紫花地丁 20g、虎杖 20g、苦参 20g、生地榆 20g、半枝莲 20g、石榴皮 20g、金银花 20g、明矾 20g、黄柏 15g、生地黄 15g，加水浓煎 2 次，留汁 1200ml，每次取药汁 200ml 加温开水 2000ml 坐浴，每日 2 次，连用 10~14 天，常收效。诸药合用有清热解毒，活血止痛，凉血散瘀之功。

8. 沈阳市骨科医院治疗急性痛风性关节炎方：黄柏 15g、苍术 20g、牛膝 15g、薏苡仁 30g、土茯苓 15g、猪苓 15g、泽泻 15g、蒲公英 25g、紫花地丁 20g、金银花 20g、木通 10g、山慈菇 8g、枳壳 15g、延胡索 15g、甘草 10g，水煎服，日 1 剂，分 3 次服用。诸药清热利湿，舒筋通络。

9. 柏岳先生在《八十年变迁琐记》中说："一位长辛店车辆厂吴姓医友，介绍一个治疗恶疮肿毒以及溃烂不收口等创口的效方以后几年，我用之效如桴鼓，这个方子是：生黄芪 30g、当归 30g、金银花 30g、仙鹤草 30g、香白芷 15g、五倍子 15g、僵蚕 15g、乳香 15g、粉甘草 15g、大枣 500g，水煎服，水煎 2 次，取药汁 700ml，以药汁煎煮大枣至干，日吃大枣 2~3 次，每剂以 2~3 天吃完为好。我以此方治疗乳腺增生一般数剂即效。我为此方取名为'和血解毒丹'。几十年中我用此方治疗乳腺增生可免受开刀之苦，不少乳腺病患者索方也多数治愈。1994 年，我的长子德元慢性胰腺炎急性发作，在中日友好医院住院 40 天后胰尾肿大超过胰头，用药不效，改用和血解毒丹，由他母亲煎药连用 10 剂，复查胰尾肿大已消至正常，当即出院。"

10. 赵炳南老中医治疗疗、疖、痈、急性丹毒初期及一切体表感染初期方：蒲公英 30g、野菊花 30g、大青叶 30g、紫花地丁 30g、重楼 15g、天花粉 15g、赤芍 9g，本方力专解毒清热，为临床解毒清热首选方。

11. 赵炳南老中医治疗急性荨麻疹方：荆芥穗 6g、僵蚕 6g、防风 6g、金银花 12g、牡丹皮 9g、牛蒡子 9g、浮萍 6~9g、生地黄 9g、黄芩 9g、蝉蜕 5g、生甘草 6g。

赵炳南老中医治疗慢性荨麻疹方：麻黄 3g、苦杏仁 5g、生姜皮 3g、浮萍 3g、白鲜皮 15g、陈皮 9g、牡丹皮 9g、僵蚕 9g、丹参 15g，本方能开腠理、和血止痒。

12. 河北省遵化市人民医院魏宝勇医生自拟治骨胶囊，治早期股骨头坏死有良效，临床可信。方药为：穿山甲、水蛭、三七，比例为 1：1.5：2，共为细末装胶囊（0.3g/粒），6~8 粒/次，日 1 次。

13. 新疆和静县张回春医生治疗肠梗阻术后又发生肠梗阻

者，取中医"大气一转，其气乃散"之旨，自拟治疗肠梗阻方，观察 150 多例病人，服药不超过两剂，均在药后 4~6 小时内胀消满除，结破塞开，未见不良反应，服用稳妥。方药如下：柴胡 30g、白术 10g、茯苓 15g、枳实 10g、枳壳 10g、大腹皮 30g、槟榔 30g、陈皮 10g、青皮 10g、木香 9g、牡丹皮 10g、赤芍 15g、红花 10g，水煎服。方中柴胡重用"主心腹肠胃中之气结"；青、陈皮调肺脾肝胆之气，消积化滞；枳实、枳壳缓急相兼；木香行气止痛；茯苓利水以渗脾湿；因气结营滞，用赤芍、牡丹皮、红花行营血之郁滞；大腹皮、槟榔破气下行，一鼓作气立可奏效。笔者认为此组方符合病情，药重力猛，但无硝、黄之邪劲，体弱者亦可用之，便通即停用，故用之无妨。本方载《中国中医药报》，应用时药量可视病情再酌情调整，效果会更佳。

14. 广东省中医院治疗黄褐斑方疗效确切，可资参考，方药：茯苓 20g，白及、柴胡、菟丝子各 12g，白芍、郁金各 15g，白术、僵蚕、白芥子、升麻、当归各 10g，水煎服，日 1 剂，连用 2 月为一疗程。

15. 成都中医药大学附属医院（四川省中医院）皮肤科白癜风皮损外用。消白酊方：菟丝子 30g，补骨脂、白芷、红花、紫草、乌梅各 15g，将上药加工为粗粉后装入棕色玻璃瓶内，加入市售高度数（58~70 度）白酒中浸泡，酒量为 500ml，避光保存，浸泡一周后即可使用。每次用时取酒杯倒出适量，用棉签蘸取药酒涂擦患处，每天 1~2 次，以皮肤（皮损）发红为度。

16.下肢静脉曲张合并深静脉瓣膜功能不全,临床可见下肢浅静脉迂曲怒张,下肢水肿酸胀沉重。北京中医药大学附属北京针灸医院采用中药泡洗的方法收到较好疗效。治疗原则是活血化瘀,行水消肿。外用药物:桃仁30g、苏木30g、三棱15g、莪术15g、鸡血藤15g、木通15g、汉防己20g、苦杏仁20g、怀牛膝25g、白鲜皮30g,水煎熏洗,日1次,15天为一疗程。

17.上海名医叶显纯先生治疗急性乳腺炎方:蒲公英15g、金银花9g、连翘9g、全瓜蒌15g、柴胡9g、青皮9g、赤芍9g、牡丹皮9g、制乳香9g、没药9g、浙贝母12g、漏芦9g、生甘草6g,水煎服,日1剂。笔者应用本方全瓜蒌可用至30~40g、蒲公英30~60g,另加皂角刺20g疗效更好。

18.安徽省凤台县民间流传治疗瘰疬秘方:民间有"夏枯蠲坚汤,瘰疬一扫光"之说,方药如下:夏枯草20g、昆布20g、海藻20g、连翘20g、甘草2g,水煎服,日1剂,早晚饭后服用。主治:颈部淋巴结核、淋巴结炎、乳腺增生、乳痛初起者。

19.北京中医药大学吕仁和老师治疗糖尿病皮肤瘙痒经验方,证属气阴两虚,血瘀受风;治宜益气养阴,活血祛风。方药为:黄芪15g、当归10g、玄参30g、桑白皮30g、丹参30g、赤芍30g、牡丹皮15g、山药10g、地骨皮30g、芡实15g、防风3g、荆芥3g、白鲜皮10g、地肤子10g,水煎服,日1剂。

妇　科

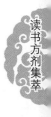

1.浙江大学医学院附属妇产科医院中医妇科治疗子宫肌瘤合并妊娠方，本方治病与安胎并举，收效较好。治法：补益肝肾，固摄胎元，兼以软坚散结，方用寿胎丸合桂枝茯苓丸加减。处方：阿胶珠10g、杜仲10g、墨旱莲10g、女贞子10g、菟丝子10g、白术30g、桑寄生10g、续断10g、黄芩10g、苎麻根30g、黄芪30g、炒白芍15g、桂枝10g、茯苓15g、薏苡仁10g、玄参15g、玉竹10g、炒酸枣仁10g，水煎服，日1剂，忌辛辣食物。该方肝、脾、肾三脏同补，补益而不滞涩，软坚散结而不行散，补中有行，行中寓守。肝肾足则可系胎，气血行则可化癥。诸药相伍，共收安胎化癥之效。

2.河北省承德市中医院治疗盆腔炎协定方：丹参30g、牛膝15g、香附15g、甘草10g、鱼腥草20g，水煎服，日1剂，住院病人与抗生素配合应用，抗炎效果优于单一药物。

3.滴虫性及霉菌性阴道炎外洗方，本方为湖北中医药大学梅国强教授方，长期应用无副作用，对孕妇患者也可放心应用。处方：白头翁30g、黄柏15g、秦皮15g、生大黄30g、蛇床子30g、苦参30g、明矾15g，用法：煎水外洗坐浴，日2次，早晚各一次，一周为一疗程，连用2~3疗程，治疗期间禁房事。

本方外洗对手足癣等疾病疗效亦显著。

4.桂林医学院附属医院治疗原发性痛经方：桂枝 6g、柴胡 6g、当归 10g、川芎 6g、炒白芍 12g、熟地黄 10g、蒲黄 10g、五灵脂 10g、乌药 10g、延胡索 12g、枳壳 10g、香附 10g、艾叶 6g、川牛膝 10g，水煎服，日 1 剂，经前一周开始服用，连用十天。 临证加减：伴恶心呕吐加半夏 10g、生姜 10g；伴腹泻加薏苡仁 15g、白术 15g、茯苓 15g；若腰骶酸痛加杜仲 15g、续断 15g、山茱萸 10g；伴面色苍白、疲乏无力加党参 15g、白术 15g、黄芪 15g。本方着眼点在于"温"，在于"通"。

5.广西玉林市玉州区人民医院治疗先兆性流产方"加味寿胎丸"：菟丝子 30g、枸杞子 15g、续断 15g、杜仲 15g、桑寄生 20g、阿胶（烊化）15g。加减：阴道出血较多加熟地黄炭 10g、地榆炭 10g，偏气虚加党参 15g、黄芪 20g，偏血虚加何首乌 15g，腹部胀痛甚者加紫苏梗 10g、陈皮 6g，呕吐频繁加竹茹 10g，夜尿多者加覆盆子 10g、益智仁 10g。水煎服，日 1 剂，连用 10 天为一疗程。

6.浙江名老中医裘笑梅治疗产后小便不通，应用自拟加味桂车汤，取温补命门、健脾益肺、通调水道之功，常收良效。临床可参考其方之意治疗肝硬化腹水、胸腔积液、肺水肿等，均可收效。方药为：肉桂 3g、车前子 20g、车前草 20g、生地黄 30~50g、冬葵子 10g，水煎服，日 1 剂。应用本方贵在取其方义，根据病情适当加减药物以收疗效。

7.《中医近代流派名验选集》中载上海名中医朱南山的验

方一帖，方名为"将军斩关汤"，治严重血崩虚中夹实者。本方集止血、清瘀、凝血、补虚为一炉，塞流澄源，复旧兼行，确有止崩斩关夺隘之奇功，临证若遇崩漏，诸方不效者可仿此方，用之多效。方药如下：酒大黄炭3g，生地黄、熟地黄、炒蒲黄、阿胶、茯神木、焦谷芽、炒当归各9g，仙鹤草18g，黄芪、白术各4.5g，红茶汁送服。一般3~5剂即效。此方出自名家之手，疗效甚妙。

8.唐山民间治疗妇人带下偏方：煅龙骨、煅牡蛎、焦白术、芡实、海螵蛸各30g，研细粉，每服10g，日3次。本方为名中医王国三先生从一乡村医生手中获得，用于临床收效。本人用本方治疗2例宫颈癌，均获良效。

9.辽宁中医药大学附属医院妇科经验方，对妇女药物流产后调治有良效。该方名为祛瘀缩宫汤，有活血化瘀、祛瘀生新、促进子宫收缩、防止药流后出血之功效。药物组成：当归15g、川芎20g、益母草15g、牛膝15g、蒲黄15g、桃仁15g、三七15g、党参15g、炮姜15g、姜半夏10g、甘草10g，可资参考。

10.山东省德州市孙朝宗老中医自制三圣温海汤治产后发热有奇效。药用制何首乌24g、柏子仁12g、当归24g，三药煎服，可收敛虚浮之热，纳于气血之中，不使发越于外。

11.河北省石家庄市井陉县中医院妇科治妊娠呕吐方：太子参12g、炒白术10g、砂仁10g、甘草6g、茯苓10g、半夏6g、陈皮6g、天冬15g、五味子6g、柿蒂10g、生姜3片、大枣 6 枚，水煎服，少量频频服，日 1 剂。另用维生素 B_6 注射双侧内关穴位，日 1 次，连用 3~7 日。本方以健脾和胃、降逆止呕为组方原则，穴位注射加强了止呕效果。

12. 山西省太原市中医院治疗妇产科手术后发热的经验：妇产科术后病人出现发热，经 3 种以上抗生素治疗多日而发热不退者，用中医益气养阴清热法，可取得佳效。

病机：因手术耗伤元气，术中失血及术野（野即视野）暴露耗伤阴津，造成病人气阴两伤，加上术后禁食、禁水，更加重元气与阴液的不足，气虚则疲乏无力，阴虚则不能敛阳，以致虚热内生则发热不退。

基本方药：太子参 10~30g、生地黄 10~30g、地骨皮 10~15g、麦冬 10~15g、玄参 10~15g、牡丹皮 10~15g、青蒿 10~15g、焦三仙各 10g。剖宫产手术去焦三仙加益母草 15g，便干加火麻仁 10g，苔腻加藿香、佩兰各 10g，水煎服，日 1 剂，分 2 次分服。

方解：太子参益气生津，气阴双补；生地黄、地骨皮、玄参养阴清热；牡丹皮能入阴分，透发阴分郁热；焦三仙健脾消食，使术中、术后卧床等影响引起的胃肠运动减弱，食欲差等得以纠正；综合诸药之效，本方有益气生津、养阴清热、调理脾胃之功，对妇产科术后发热适宜。

13. 石家庄市中医院名老中医贾素菊治疗痛经，温经止痛方，药物组成：当归、姜黄、五灵脂、小茴香、沉香、木香各 10g，炒白芍 20g，延胡索、川芎各 15g，橘核 12g、没药 9g、甘草 9g。痛甚加乳香 10g，血瘀加三棱、川牛膝各 10g，气滞加香附 10g，寒甚加乌药、肉桂各 10g。月经前 3 日始服，日 1 次，连用 5~7 剂。本方理气活血，温经而不伤正气，可收滞行、瘀化、寒散、经调、痛止之效。本方源自王清任之少腹逐瘀汤，为贾主任 40 年实践方，临床应用屡收佳效。

儿 科

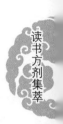

1.沈阳市儿童医院小儿腹泻敷贴方：吴茱萸 100g、黄连 30g、公丁香 25g、五味子 25g、胡椒 10g、冰片 10g、干姜 4g、小茴香 4g、肉桂 4g，共为细末（装瓶备用），取药粉适量，用前用米醋调药粉成糊（每次药粉约 5g）贴敷神阙穴（脐窝部），有健胃和脾、止泻止痛之功效。

2.广州中医药大学附属南海妇产儿童医院治疗新生儿黄疸方：茵陈 3g、白术 6g、茯苓 5g、太子参 3g、薏苡仁 5g、甘草 3g，加水 100ml，取汁 30ml，分 3 次服用。新生儿病理性黄疸病机为脾失健运，水湿蕴阻于内。因新生儿"水谷未入，脾未用事"，脾运化失职而患病，治宜开启脾运。方中白术开启脾土，健脾燥湿；茵陈清湿热、退黄疸；茯苓健脾渗湿，薏苡仁健脾清热利湿，二药可使湿邪从小便出；太子参健脾益气，养胃生津，使邪去正气不伤；甘草调和诸药。

3.贵州中医药大学第二附属医院石恩骏教授对小儿肺系疾

病提倡肺脾同治，疗效独特，其四时小儿咳嗽通治方及临证加减法很实用，录此可在临床上参考。本方治疗之小儿咳嗽，包括现代医学之急慢性气管炎、肺炎、过敏性咳喘等。该方有炙麻黄3g、苦杏仁6g、前胡10g、百部10g、桑白皮10g、蝉蜕6g、五味子6g、茯苓15g、白扁豆10g、太子参10g、炙紫菀10g、款冬花10g、橘红6g、浙贝母10g、甘草3g，若风寒犯肺去桑白皮，风热犯肺加鱼腥草；痰多茯苓、橘红重用；剧咳加僵蚕、地龙；口干渴加芦根、生石膏；便秘加大黄等。药液煎好后可将药液浓缩为200ml，分数次饮用，可加蜂蜜调匀使患儿易接受，药力集中，疗效可靠。

4. 儿童保健八珍散有开胃健脾、补中益气之功。中医博士罗大伦先生将此方定量为：党参30g、白术30g、茯苓60g、山药60g、白扁豆60g、薏苡仁60g、芡实30g、莲子肉60g、生山楂30g、炒麦芽30g。可以此比例研细粉，取适量煮粥或加入面粉里面发面蒸糕食之，服用时可加适量白糖，若冲服药粉，每次一汤匙即可，日2~3次。1汤匙药粉与2汤匙面粉和匀煮粥，效果最好，对儿童成长发育有帮助。

5. 河南省商丘市中医院儿科治疗儿童注意缺陷多动障碍（俗称"多动症"）方：加味孔圣枕中丹。处方：龟甲10g、茯神10g、炒酸枣仁12g、石菖蒲12g、远志3g、生地黄10g、熟地黄10g、制何首乌12g、柴胡10g、炙甘草6g、纳差可加谷芽10g、神曲10g、百合10g、合欢皮10g，水煎服，日1剂，连用3月为一疗程。综合全方有滋阴、健脾、养心、益智、安神、化痰、疏肝等功效，可使肝气平和，阴阳平衡。据了解，服用本方疗效优于西药，可资参考。

6. 湖南老中医王振辉先生治小儿百日咳秘方：川贝母3~5g、麦冬6~9g、葶苈子3g、百部6g、炙枇杷叶6g、炙款冬花3g、五味子2g、苦杏仁3g，水煎服，日1剂，一般用3~5剂即效。

7. 原武汉商业职工医院主任医师李海川创止泻方，治小儿积滞腹泻收良效。处方：党参10g、炒白术6g、茯苓10g、甘草5g、薏苡仁10g、陈皮5g、麦芽10g、黄连3g、石榴皮6g、马齿苋10g、神曲6g。恶心加砂仁3g，发热加金银花20g，积滞重加炒槟榔3g，腹痛加炒白芍10g。水煎煮3次，汁和匀浓缩加红糖，每次服20~30ml，日4~5次。

五官科

1. 岳美中用过的治疗磨牙经验方，重复验证有效，对痰阻湿困所致夜间磨牙可参考处方如下：半夏、茯苓、橘红、石菖蒲、炒焦荷叶各6g，甘草5g，水煎服，日1剂，分2次服。

2. 河南中医药大学崔应珉教授治牙痛方：玄参30g、生地黄30g、细辛3g、升麻9g、黄柏9g、知母30g、苍术10g、怀牛膝15g、甘草6g，水煎服，日1剂。

3. 河南商丘民间治牙龈肿痛方，药仅三味，疗效可靠。方由炒栀子、升麻、大黄各 9~12g 组成，有祛风泻火、解毒消肿之功。一般 3~5 剂即愈，方小效佳，可参考应用。

4. 成都中医药大学已故名老中医廖伯英先生治疗口疮效方石荷散，方由生石膏 30~60g、生地黄 15~30g、薄荷 12~24g 组成。本方对胃炎、心火所致之口舌生疮，或兼有牙痛、咽痛者，无论虚火、实火所致者均有良效。若病情较重，可以本方随症加减作内服药配合治疗，效更著。加减法：口腔糜烂，用本方加白芷 10g、细辛 3g 煎汤含漱，同时内服适量，可以迅速控制症状；急性咽炎、扁桃体炎兼口舌生疮，本方加青黛 3g（包煎）、射干 10g 煎汤，含漱或内服适量；若见舌体肿胀，伸缩不利可加泽兰、牡丹皮、板蓝根，以增凉血利咽散瘀之效；若湿重苔腻，加豆卷、藿香以芳香化湿。本方煎服用法：待他药煎好后，再下薄荷煎 5 分钟，去渣，待温含漱，或适量内服。

5. 河南省洛阳市第二中医院口舌生疮漱口方，验之有佳效，无论虚实皆可辅助治之。处方为：硼砂 10g、冰片 1g、薄荷 5g、细辛 3g，开水浸泡，取滤液漱口，每日数次，可收清洁口腔、减轻疼痛、促进口疮愈合之功。本方漱口，亦可治疗口臭，尚有预防流感之作用。

6. 甘肃省中医院老中医杨作梅先生治口腔黏膜扁平苔藓方：升麻 15g、金银花 30g、连翘 30g，水煎 3 次和匀，一半内服，一半含漱。凡阴虚虚火上炎，上实下虚者去升麻；若病久连翘减半。

7. 河南省周口市眼科医院治疗干眼症方四物五子汤，出自

《审视瑶函》，方中四物汤滋阴养血，菟丝子、覆盆子、枸杞子、车前子、地肤子滋养肝肾明目，方中药物为常规用量，水煎服，2~4周为一疗程，临证用之有效。

8. 山东省淄博市中医医院任鲁平医生用家传五代秘方复明散治眼底病致视力低下，取得良效。本方主治视神经萎缩、视网膜炎、视网膜色素变性。

处方：熟地黄30g、全当归15g、白芍15g、枸杞子30g、地龙12g、枳壳6g、茯苓15g、菊花12g、制川乌3g，共为细粉，每次2~6g，日2次，饭后口服，本方需连续服用3~6月方能收效。临证应用若疑川乌有毒不可久服，可在方中加入全蝎6g、羌活6g，效果佳。本方可在实践中验证，以积累经验。

其 他

1. 湖北省鄂州市中医院许德甫主任医师治疗脚气经验方：生大黄、黄精、苦参各10g，藿香25g，土茯苓、地肤子、白鲜皮各15g。功效：清热解毒，除湿止痒。用法：将上药用白醋1000ml浸泡24小时，加水适量煮开锅，待温后浸泡30分钟，日1~2次，连用5~7天可效，药可连续用，每次加热即可。治疗各种脚癣，疗效显著。

2. 上海市名中医夏翔先生调补气血阴阳方，以补为主，五脏兼顾，理气行血，升中有降，补而不滞，可作为冬令滋补方。

处方：黄芪、黄精、丹参、白芍、当归、熟地黄、白术、党参、枸杞子、葛根、淫羊藿、杜仲、陈皮、炙甘草、大枣。

加减：倦怠嗜卧者，加石菖蒲、天竺黄、郁金；妇人手足冷凉，加桂枝、白芥子；便秘加生何首乌；失眠加夜交藤、珍珠母、炒酸枣仁、合欢皮；腰痛加续断、骨碎补、桑寄生；脘痞加佛手、香橼、预知子；久嗽加紫菀、款冬花；胸闷加瓜蒌皮、旋覆花等。经验珍贵，有参考价值。

3. 笔者2013年上半年治愈河北省一中学生，病人的爷爷为表感谢，将家传秘方送给笔者留存，处方如下。

①重感冒（流感方）：金银花30g、连翘12g、生石膏60g、知母9g、黄芩12g、荆芥穗9g、薄荷9g、柴胡9g、郁金9g、甘草9g，水煎服，日1剂，分2次服。

②治赤白痢方：当归30g、白芍24g、广木香9g、川黄连9g、川厚朴9g、槟榔12g、生地榆9g、山楂15g，单纯赤痢重白芍，单纯白痢重槟榔。头二煎混合分次服，一般1剂即愈。（资料珍贵可资参考，笔者识。）

4. 已故开封市老中医马清波先生有一张戒烟方，一般连用2~3周即效，药力达到后闻烟味即恶心欲吐，只要坚持服药，中药加毅力可望完全戒除。处方如下：炙款冬花、炙紫菀各15g，补骨脂、清半夏、枇杷叶、前胡、茯苓、桔梗各12g，川贝母、射干各10g，干姜9g、橘红12g、肉桂6g、细辛3g，水煎服，日1剂，连续服效佳。

临床经验方剂集萃

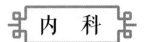

内 科

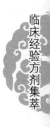

肺系病证

1. 自测感冒法：①晨醒后用舌头舐硬腭与软腭处 3~5 秒钟，若有"凉爽感"即为正常，若出现"温热感"则为感冒潜伏期。早饭后服速效感冒胶囊或板蓝根颗粒，日 2 次，连用 2~3 日，即可避免感冒。②夜间咽喉出现异物感，若平日无此现象，也是外感征兆，预防方法同上。

2. 家传秘不授人的预防感冒和小儿惊吓的香囊方。用大红色布块缝成口袋，将药苍术 15g、冰片 1g、白芷 10g、艾叶 6g、朱砂 15g，放入红布袋内，用红线缝合袋口，放在孩子枕边或枕下，闻其味则可起到避秽通窍、镇静防病的作用。

3. 感冒后遗留咽干痒、咳嗽者，可取市售二母宁嗽丸与养阴清肺丸联合服用 3~5 日，大多症状缓解或消失，方简有效，蜜丸效果佳。

4. 外感初起，笔者常取羌蒡蒲薄汤（羌活 9g、牛蒡子 9g、蒲公英 30g、薄荷 6g）合香苏散（制香附 9g、紫苏叶 9g、陈皮 9g、甘草 6g），辛温辛凉同用收效甚佳。伴咳嗽加前胡、苦杏仁、桔梗；发热加青蒿、地骨皮；高热加生石膏；

夜间咳嗽明显加当归、仙鹤草治之，加橘红更妙。

5. 治疗里热外寒之重感冒所致高热，症见发热恶寒、肢节酸痛、头痛、口干渴、常伴呕恶、苔白干、脉浮数，临证可用下方治之，有桴鼓之效。柴胡30g、桂枝10g、黄芩10g、清半夏6g、炒白芍15g、青蒿30g、生石膏60g、甘草6g、生麦芽15g，水煎服，一日可连服1~2剂，每隔2小时服药1次，同时用炒白面打粥饮之。

6. 慢性消耗性疾病由于体虚易感冒者，可在应证药物中加入黄芪6~9g、黄精9~15g、太子参6~9g，有气阴双补之殊功，长期服用方可收效。

7. 感冒群药方羌活6~9g、蒲公英15~30g、板蓝根20~40g、大青叶6~12、贯众6~9g。本方为笔者近年来临床积累经验方，疗效优于输液治疗，可治疗和预防流感。

8. 虚人感冒发热不退，可用仙鹤草60g、青蒿30g，水煎服，日1剂，有良效。

9. 通治外感热咳喘方，由白花蛇舌草40g、白茅根30g、赤芍15g、蒲公英20g、黄芩10g、蛇莓15g、鱼腥草15g组成，主治外感热咳喘。诸药为苦寒解毒清热之剂，可清上焦肺胃郁热，对因肺热所致咳喘均有良效。如遇持续高热、舌红便干，则加生石膏、知母、天花粉、苦杏仁、大黄；咳嗽较甚、痰黏者，加橘红、百部、白前；喘息、脉滑数者可加桑白皮、地骨皮、瓜蒌皮、苦杏仁；痰中带血者可加藕节、墨旱莲、芦根；肺胃阴伤、口干、少津者，可加沙参、百合、麦冬、天花粉；

纳少不食者，可加生麦芽、炒谷芽、鸡内金。

10. 咳喘病人若见鼻流清涕、咳吐白色泡沫痰者，可在应证方药中加入少量干姜、细辛、五味子、辛夷、太子参治之，收效良好。

11. 临证气喘病人若见发作急迫、痰涌气逆者，可用葶苈子、川椒目；若咳喘病人见喉中痰深、黏而难咯者可予炒莱菔子、赤芍、海浮石、皂角刺治之；咳喘病人见痰黄苔腻属痰郁化火者，可用桑白皮、地骨皮、重楼三药治之；久咳之人，痰伏日深、饮邪内停、咳痰稀如水、苔腻而舌面少津者，若兼见大便溏稀不成形即可选熟地黄、苍术、干姜、五味子治之。咳喘已平，正气虚者可用黄芪、蛇床子、白术、防风、太子参，益气养肺、补肾化湿、扶助正气，以防咳喘复发。

12. 临证凡遇慢性阻塞性肺疾病（简称"慢阻肺"）患者口唇发绀、胸憋气短、喘促明显者，均可用苏子降气汤合三子养亲汤加牛蒡子、沙参、荆芥调治，对改善肺功能、改善缺氧状态有可靠疗效。

13. 临证上常见的慢性支气管炎（简称"老慢支"）慢性哮喘病人，有一部分患者有阴血亏虚的一面，又有痰湿内盛的一面；也有一些患者肾水亏损、肾中虚火夹痰上泛，同时血气不和、气机逆乱而致咳喘，久治不愈。其诊断要点就是上述病人均见"喉中痰咸"，此证笔者定为金水六君煎证。金水六君煎（药物组成为熟地黄、当归、陈皮、半夏、茯苓、炙甘草）方中熟地黄大滋肾水以固其本，当归养血和血，血和则气顺，气顺则痰消，痰消则咳喘平矣。熟地黄、当归滋养阴血而治其本，二陈汤化饮除痰治其标，标本兼治，故收效显著。若痰湿盛，痰白量多者加干姜、细辛、五味子；若见干咳少痰者二陈汤诸药各 3~5g 即可，另加二冬（即天冬、麦冬）治之；若气机阻滞胸胁痛者可加白芥子、枳壳、瓜蒌、预知子；大便干燥者加生白术、紫菀；大便溏者加山药、炒白术；肺热痰黄者加鱼腥草、黄芩、芦根；胸闷不舒者加牛蒡子、沙参、荆芥。

14. 老人夜间咳嗽可取当归、钩藤各 15~20g，开水冲泡，日 1 剂，连服 1~2 周，经患者反馈有一定效果。

15. 咳喘日久必致肾气耗伤，临证可在应证方药中加入淫羊藿、巴戟天、补骨脂等药以收补肾纳气之效。小便频数者可加金樱子、覆盆子固肾缩尿。体弱易感冒者加黄芪、党参、白术、防风益气固表，增强机体免疫力。

16. 慢性阻塞性肺疾病稳定期，可从补肾健脾益肺入手，结合病人实际遣方用药。本病属中医咳喘范畴。本虚标实，虚实错杂。本为肺脾肾虚，标为痰浊瘀血。补肺脾选黄芪、党参、太子参；补肾纳气选山茱萸、黄精、补骨脂、山药、熟地黄等；健脾化痰用二陈汤；百部、炙枇杷叶、苦杏仁、木蝴蝶润肺化痰；桑白皮、地骨皮、浙贝母清肺化痰；麻黄、地龙清热平喘；葶苈子、紫苏子、炒莱菔子强心降气平喘；牛蒡子、沙参、荆芥通肺络平喘。以上用药经验要综合考虑，不必全用，要择药而用之。总原则为整体调节，标本兼治，提高肺功能，重点改善咳嗽、咳痰、胸闷、气短等临床症状。

17. 临证对刺激性呛咳患者可用止嗽四药（桑叶、紫苏叶、前胡、浙贝母）加僵蚕、蝉蜕、木蝴蝶治之；对痉挛性喘息者可用芍药甘草汤加蜈蚣治之。

18. 中医有"久咳三焦受之""夜咳三焦火""夜咳甚者，多为血虚、气逆"之说，均为临床所总结。临床上若遇久咳、夜咳之人，均选小柴胡汤合金水六君煎治之，常收奇效。

19. 肺结核咯血可用下方调理，白及 15g、天冬 10g、麦冬 10g，水煎留汁 500ml，加蜂蜜 50g，一日分 3~4 次饮用，诸药可收清金止嗽、止血逐瘀、润燥止嗽之功。

20. 肺结核四药百部 15g、黄芩 9g、丹参 10g、夏枯草 12g，水煎服，日 1 剂，连用半年以上可收效。

21. 咳嗽痰中带血可用下方，百合、天冬、麦冬、沙参各 9~15g，百部、炙枇杷叶、功劳叶各 9~12g，白及 9g，川贝母 6g，苦杏仁 6g，桔梗 6g，藕节 9g，海螵蛸 20g，水煎服，日 1 剂。

22. 中药煎剂直肠灌注治疗上呼吸道感染，对小儿或不能耐受中药口服者有良效。方药：生石膏 60~100g、金银花 15~30g、连翘 15~30g、羌活 10g、蒲公英 30g、板蓝根 30g、知母 15g、大青叶 10g、贯众 10g、玉竹 10g、太子参 10g，水煎 2~3 次，留汁 300ml，直肠灌注，日 2 次，每次 50~100ml，1~2 日即热退。

23. 老寒喘咳农村多见，秋冬发病缠绵难愈，数年或数十年，年年发病，逐年加重，渐累及心、脾、肾，宜早治为好。本证

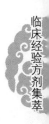

临床经验方剂集萃

要点有一寒、二痰、三脾肺同病、四久病及肾。其治则为温肺、化痰、健脾、益肾。温肺细辛与紫苏叶；健脾干姜与白术；二陈汤化痰；熟地黄、当归、五味子益肾纳气；玉屏风散益气固表防外感。症重时组方量宜大，咳缓时可用半量久服，可收防治之效。

24. 急性气管炎临床表现多见咳嗽、痰黄、恶寒发热、口干、舌苔黄。辨证多属风热犯肺，常用下方效佳。炙麻黄 6~9g、黄芩 12g、苦杏仁 6g、生石膏 20~60g、炙甘草 6g、鱼腥草 15g、白花蛇舌草 30g、仙鹤草 15g、桑白皮 10g、地骨皮 10g、桔梗 6g，水煎服，日 1 剂，一般连用 3~7 剂即效。

25. 肺气肿病人用化痰方痰不减，用止嗽药嗽不平者，可用下方调理。橘红 6g、太子参 10g、炒白术 10g、茯苓 9g、炙甘草 6g、白芥子 6g、紫苏子 6g、炒莱菔子 12g、当归 15g、海螵蛸 15g、苦杏仁 6g，水煎服，日 1 剂。此方组方依中医"脾为生痰之源，肺为贮痰之器"之论，久服有良效。临床应根据寒热虚实进行加减，方中四君子汤能改善脾胃功能，增强人体免疫力。

26. 晨起咳嗽为宿食积滞，二陈汤加消导药治之。

27. 临证凡遇肺结核病人夜间盗汗明显者，即可取牡蛎 20g、仙鹤草 30g、麻黄根 10g、女贞子 15g、百部 10g 治之，常收良效。

28. 在治疗外感高热时，一定要掌握如下原则：应用解表药时要佐以清热药，做到解表不忘邪热内传，清热不忘使邪外达。表里同病，阳明腑实宜加用大黄、玄明粉或枳实、瓜蒌，邪在半表半里宜和解表里，用小柴胡汤治之。

29. 高热病人可在内服药的基础上配合中药浴足，方法是麻黄 15g、桂枝 15g、防风 15g、透骨草 10g，水煎 15 分钟，熏洗浸泡双足 20~30 分钟，剩余之药渣可加水再煎 1~2 次，一日浸泡 2~3 次，有解表发汗退热之效。

30. 临证治疗肺纤维化宜重点从益气养阴、扶正祛瘀、通达肺络入手，标本同治方效。临证用药，益气养阴可选黄芪、玉竹、黄精、麦冬、天冬、百合；化痰常选瓜蒌、胆南星、浙贝母、石菖蒲、竹沥等；活血化瘀可视病情而定，常用药有当归、丹参、川芎、鸡血藤、虎杖、延胡索、红花、泽兰、三七、蒲黄、五灵脂、三棱、莪术、水蛭、地龙、蝉蜕、僵蚕等；通达肺络可用牛蒡子、沙参、荆芥、紫苏梗、橘络、丝瓜络等。肺纤维化为肺系疑难病症，需细心辨治。临床用药要始终将扶正气、和脾胃放在首位，益气养阴，化痰祛瘀，通达肺络诸法要综合调治，遣方要注意君臣佐使，不可叠加用药和大兵团作战，要体现辨证论治精神，存乎一心，重视灵感，这样方可取胜。

31. 紫苏叶、紫苏子、紫苏梗均可入药，三者同源一药，临证合用人称"三苏"。其功宏效佳，苦辛并用，散中有降，降气、理气同施，可促进肺气宣降，胃气和顺，故肺胃之疾可选用而收效。

32. 暑热最易伤津耗气。若见汗多乏力者，可用沙参 20g、麦冬 20g、五味子 6g，配伍治之，常收良效。

33. 夏日空调病属中医阴暑范畴，以暑月外感风寒，以致阴邪遏制阳气而病。常见症状有发热、头痛、肢体酸紧痛、无汗恶寒、胸闷不适、脉紧。常用方药为藿香9g、紫苏叶6g、清半夏3g、茯苓9g、柴胡15g、黄芩9g、荷叶10g、青蒿10g、淡竹叶9g、防风6g、香薷6g、白扁豆10g、连翘9g、佩兰9g，水煎服，少量多次分服。

脾胃系病证

1. 习惯性便秘可取生白术30g、炒莱菔子30g共为细粉冲服，日1次，有良效。二药既可健脾益气、启运脾阳，又可降浊通便，验之良效。

2. 大便超过三日不行者即可选大黄、赤芍、枳实、厚朴、炒莱菔子治之，便通去大黄、枳实，加虎杖、陈皮调治，畏寒肢冷者可加温阳药激发阳气，其效可靠。

3. 年高体胖、寸脉滑而尺脉不足见便秘者，此因肺为痰阻、胃肠津液干枯、肠道失润所致，俗称上盛下虚。治肺为主，润肠为辅，可用紫菀30g、瓜蒌30g、肉苁蓉20g、郁李仁3g治之。

4. 年老体弱，肝血亏虚，肠道失润之便秘，可用芍药甘草汤治之，有通便开结之殊功。

5. 精神病患者便秘，多由自主神经功能紊乱、不良生活习惯或长期大量服用药物等因素所致，胃肠燥热积滞为其病因，临证选用大承气汤加减有效。方药可选生大黄10~15g、枳壳10~15g、厚朴6~12g、芒硝3~6g（冲）、炒莱菔子

20~30g、陈皮 3~6g、虎杖 15~30g、桃仁 6~9g、郁李仁
3~6g，水煎服，日 1 剂，一般连用 1~5 剂即便通，大便通畅
后改为 1 剂药服用 2~3 天，以巩固数日即可。

6. 顽固性便秘可用下方治之，方药为厚朴 20g、枳壳
15g、当归 6g、仙鹤草 60g、黄芪 10g、生白芍 20g、苦杏
仁 3g、桃仁 10g、红花 3g、紫苏子 10g、生白术 30g、山药
10g、炒山楂 10g，水煎服，日 1 剂。临证凡遇顽固性便秘，
经清热攻下、滋阴润下或增液行舟法而效果不著者，即可选上
方行气开郁、化瘀通便而收效。方中厚朴、枳壳重用宽中化滞，
行气除胀，可使肠中宿便下行；仙鹤草、黄芪扶正气助运化；
归芍养血益阴；桃仁化瘀滑肠；苦杏仁、紫苏子肃肺降气通肠；
白术健脾增液，山药统补肺、脾、肾三脏，二药共奏补脾益阴
之功；山楂健胃消滞而收功。

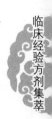

7. 对长期因便秘出现焦虑抑郁等心理症状的病人，可取疏
肝理气法收效。临证可用虎杖 20g、郁金 15g、枳实 6g、桔
梗 6g、苦杏仁 6g、栀子 10g、柴胡 10g、炒白芍 30g、甘草
6g，水煎服，日 1 剂，配合"话疗"，常收较好效果。

8. 治疗中老年习惯性便秘，不可图近功而滥用泻下之剂。
其病机复杂，临床上可归纳为脾肾两虚，津血不足，大肠燥结。
常选方药有黄芪、生白术、肉苁蓉、太子参、当归、白芍、生
地黄、桃仁、苦杏仁、郁李仁、瓜蒌仁、枳壳 、山药、巴戟天、
女贞子、紫菀、怀牛膝，黄酒为引，空腹服用中药，效佳。

9. 临床治疗老年人便秘，不可以一味用通便之品，要注意

气足则运、阴足则润、阳足则动三原则，遣方用药方可收良效。本病多属本虚标实之证，与脾、肝、肾失调有关，调整三脏功能，即可收药到便畅之功效。脾气虚则可用生白术、黄芪、党参、太子参等；肝阴虚可选生白芍、炙甘草、女贞子、阿胶珠、玄参等；肾阴虚可选六味地黄丸加女贞子、枸杞子、当归。

10.虚坐努责，时欲排便，虚坐而不排便；排便艰难或便秘，头干后溏，初努挣方可排出。可用生白术 30g、生地黄 10g、生白芍 30g、升麻 5g、麦冬 10g、玄参 10g、当归 15g、柴胡 6g、甘草 6g、紫菀 30g，水煎服，日 1 剂，连用数剂。

11. 老年便秘治疗时应注意辨证用药，疗效方可靠。若粪便如羊屎，则润肠通便；如果初硬结后溏稀，则行气通便；如果大便不干，便则气喘汗出，则需益气通便。基本方为生白术 30~60g、枳壳 10g、太子参 10g。

12. 习惯性便秘，可用通路四药，陈皮 30~60g、玉竹 30~40g、白芷 15g、生甘草 12~15g，水煎入食盐 1~2g，可治肺气不行，胃失和降之便秘。应用指征为素有肺病或胃肠病，肺气壅塞，胸闷腹胀者，用之有效。

13. 顽固性腹泻方：炒白术 10g、炒神曲 10g、焦山楂 10g、补骨脂 10g、炒山药 20g、仙鹤草 30g、炒白芍 15g、茯苓 9g、防风 10g、黄连 3g、炙甘草 6g、金银花 6g、红花 3g、白及 6g、地榆 15g，本方适用于久泻脾肾两虚兼肝郁者，有良效。

14. 临证对于腹泻患者见泻水多而腹不痛、肠鸣如雷者，可用五苓散加山药、陈皮、砂仁、防风治之，有良效。

15.腹部手术后出现腹痛腹泻者，可用痛泻要方合七味白术散治之，收效显著。

16.临床若见大便偏稀，次数多，自觉口渴者，可用葛根20g、炒白术10g、荷叶6g，治之有良效。

17.急性腹泻（急性肠炎、食积性消化不良之腹泻），可用石榴皮30~50g，水煎服，有良效；也可用本方焙干研粉，每次冲服5g，日2次，效亦佳。

急性腹泻用下方效佳，车前草20g、葛根20g、黄连6g、石榴皮10g、金银花20g、炒槟榔6g、焦山楂15g、地榆炭15g、佩兰10g，水煎服，日1剂，1~3剂见效。

18.腹泻日久，患者出现虚坐努责者宜升提中气，可用补中益气汤加防风治之，常收良效。但补中益气汤中炒白术需重用至12~20g。

19.因中暑热而出现腹泻者，可用藿香正气散做汤剂服之，有良效，亦可用胃苓汤（平胃散＋五苓散）。伤食腹泻多因过量饮食，脾运无力，食滞肠胃。治宜消宿食，下积滞。可选神曲、枳实、大黄治之，症减以平胃散调之。

20.古人云："泻而少食者，胃弱故也。"用腹泻病人不欲进食方，党参9~12g、白扁豆9~15g、陈皮3g、炒谷芽30g、炒麦芽30g治之。腹泻而且腹痛者，可用痛泻要方加木香治疗。感寒致腹泻者可用理中丸加紫苏叶治之。暑天腹泻方为藿香12g、佩兰12g、白扁豆10g、金银花20g、羌活

6g、防风 6g、柴胡 6g、白芷 3g，水煎服，一般连服 3~5 剂。

21. 脾虚肝旺、虚坐努责者临证多见，排便困难，频频登圊，便少或无排便，少腹坠胀，焦虑不宁，头昏乏力，苔白腻脉虚缓，可用下方：党参 15g、白术 10g、生白芍 30g、木瓜 15g、三棱 6g、莪术 6g、枳实 10g、炒槟榔 12g、木香 6g、炒莱菔子 30g、合欢皮 20g、炙甘草 6g、黄芪 20g、肉苁蓉 10g、锁阳 10g，水煎服，日 1 剂。

22. 临证若遇大便不爽、虚坐努责者除考虑中气不足外，还要细细诊断看看是否为三焦湿郁，升降失司所致。大便不爽是指排便困难，大便不成形或黏滞难行或头干后溏，舌质淡苔白腻，治宜调畅三焦气机，祛湿、下气通滞，可用下方治之。方药为藿香 10g、厚朴 10g、陈皮 6g、苦杏仁 3g、神曲 15g、生麦芽 30g、生白术 40g、枳实 10g、薤白 10g、茯苓 10g、茵陈 10g、炒莱菔子 20g、大腹皮 6g、大黄 3g、砂仁 3g，水煎服，日 1 剂。本方为《温病条辨》一加减正气散化裁方。该方适应证为："三焦湿郁，升降失司，脘连腹胀，大便不爽，一加减正气散主之。"

23. 临证凡遇脾胃阴虚、中气虚弱，表现为大便溏稀或虚坐努责、食少、体弱、心慌气短、口眼干燥、口疮缠绵不愈、舌红少苔或舌红无苔者，可从扶中滋脾入手，取太子参 10g、合欢皮 10g、沙参 20g、白芍 15g、石斛 15g、玉竹 15g、莲子 10g、白扁豆 10g、莪术 3g、炒谷芽 30g、炒麦芽 30g、陈皮 3g 组方治之，常收良效。

24. 严重创伤后出现二便不通，身热烦躁者，可用下方，有良效。方药为柴胡 20g、天花粉 15g、当归 15g、桃仁 9g、红花 15g、穿山甲 9g、大黄 15~30g、芒硝 6~10g（冲）、苏木 15g、乳香 10g、没药 10g、皂角刺 15g、泽兰 12g、土鳖虫 6g、甘草 6g，水煎服，日 1 剂，连用 10~20 剂。

此方为化瘀攻下，疏肝通络之复元活血汤加减方，临床应用疗效卓著。曾治一例三楼坠落者，二便不通、发热烦躁、胸闷欲死，2 剂二便通利，7 剂烧退，诸症减轻，调理月余，诸证愈，下肢和腰椎骨折静养数月，半年后恢复轻体力劳动。

25. 湿热留滞大肠，便中带垢，排泄不爽，或见肛门下坠，左下腹部疼痛，可用黄芩、赤芍、白芍、牡丹皮、桃仁、薏苡仁、冬瓜仁、败酱草、马齿苋、大黄炭、黄连、槟榔、木香治之，有良效。

26. 年高之人若胃肠有积滞，排便不畅者，不可滥用承气之类涤荡积滞。可加蚕沙 10g、皂角刺籽 3~6g 于应证药中，有软便之效。

27. 溃疡性结肠炎洗脚方，仙鹤草 30g、虎杖 15g、红花 6g，水煎，泡脚 30 分钟，日 2 次。

28. 溃疡性结肠炎久治不愈仍见有脓血或间断有胶冻样便者，可在应证方药中加入仙鹤草 30~60g、升麻 3g、桔梗 6g，三药既可扶正治痢又可鼓舞清阳上升，有良效。

29. 慢性溃疡性结肠炎方，土茯苓、败酱草、薏苡仁、酒大黄、仙鹤草。诸药相伍，化湿以健脾，通腑以排毒，扶正以逐邪。

30.慢性结肠炎患者病情缠绵难治不愈者，多为虚实夹杂，往往既有脾虚气弱一面，又有湿热之邪留恋的一面。在治疗方法上，既要补脾敛阴又需清化湿热，方可收效。

常用方药为生地榆20g、黄连6g、大黄炭6g、仙鹤草30g、桔梗6g、金银花炭15g、炒白术12g、木香6g、白芍12g、炒槟榔9~12g、甘草5g、太子参12g、青皮6g、陈皮6g，水煎服，日1剂，连用7~12剂。

31.笔者自拟的和胃通腑汤有顺气机、调升降、和胃腑、化滞气之功，临证可发挥消食导滞通腑的作用。胃肠积热加黄芩；腹胀痛加木香、厚朴、大腹皮；体虚便秘去大黄加生白术、郁李仁、火麻仁；咳喘加紫菀、冬花、桔梗；气虚虚坐努责加黄芪、升麻、柴胡、太子参。

32.薛生白用黄连三四分、紫苏叶二三分治"湿热证，呕恶不止，昼夜不瘥，欲死者"，取二药清湿热，清逆上之火；此用轻剂者，轻可去实也。临证凡遇干呕不适者，均可在应证方药中加入黄连2g、紫苏叶2g，常收佳效。笔者曾治一女性，50多岁，神经性呕吐，住院2月靠输液维持身体代谢，滴水不入频频呕吐，予以紫苏叶3g、黄连3g、全蝎6g、荷叶6g、清半夏6g、生姜3片，煮水频频含咽，半月后可饮少量米汤，一月后症状减可稍进面粥，3月后恢复进食，后用异功散调养月余康复。

33.炒槟榔、厚朴、瓜蒌三药合用，有通肠降气、胃气顺通之功，可使肠中垢浊排出体外。

34. 中国中医科学院首席研究员仝小林教授对于胃动力中药有自己独特的临床体会，根据其促进消化道蠕动的作用部位不同，选用相关药物，如食管选枳壳、枳实；胃选枳壳、枳实、槟榔；小肠选牵牛子、槟榔、枳实；大肠选大黄。笔者在仝教授经验启发下，组方"和胃通腑汤"治疗胃肠功能失调或胃肠积滞或长期腹胀便秘或见不完全肠梗阻者，用之有奇效。常常数剂而便畅，下口出上口进，饮食增加，排泄恢复。处方如下：太子参6~20g、枳实6~10g、枳壳9~15g、炒槟榔6~15g、牵牛子3~5g、炒莱菔子20~30g、大黄6~12g。大便黏滞不爽或体弱者可用大黄炭3~6g，减大黄；脾虚明显者用生白术30g、炒苍术10g、茯苓9g；纳少可加生麦芽30g、炒谷芽30g、神曲15g；连用3~10剂后，改服七味白术散加减。

35. 诊治反流性食管炎要从"寒热虚实"四字进行辨证论治。特别要从其主症"烧灼疼痛"进行分析，烧灼多为郁热，疼痛多为胃络不畅，胃酸分泌过多而致胃气上逆，郁热内滞故见"烧心"。左金丸（黄连、吴茱萸）可选，取其降胃火、舒肝郁、降胃气之功；浙贝母、海螵蛸合用，有中和胃酸、清热化痰、解郁散结之力；三七粉止血散瘀、通络止痛；枳壳、厚朴、炒莱菔子、甘草可顺气化积，通降胃酸。以上思路可作为治疗反流性食管炎时应用，常收良效。

36. 临证治疗脾胃病在遣方用药时可佐用大枣和生姜二药，药食同用之品以调护中焦、清养脾胃，常收中焦健运之佳效，平淡之品不可轻视。

37.临证健脾利湿三药（白术、苍术、茯苓）必用，取白术健脾，选苍术运脾，二药都有化湿的作用；用茯苓补益心脾、利水渗湿。三药与独活、薏苡仁、防己、桑寄生、松节、怀牛膝相伍，可利湿祛瘀，治疗下肢沉重、关节肿痛，有良效。临床证实诸药通过燥湿健脾、活血祛瘀，可有效地吸收机体组织间多余之水液，减少关节腔积液，改善下肢循环，缓解疼痛，改善关节功能。对西医诊断为骨关节炎者可用。

38.临证治疗不完全性肠梗阻时，可在应证方药中加入白花蛇舌草40~60g、当归20~30g、虎杖20~30g，常收良效。白花蛇舌草、虎杖善清肠道湿热，合用有通腑之力，尚能清热解毒，有抗炎之功；重用当归温润肠道、活血通便，三药合而用之可增强肠蠕动，从而解除大肠不完全性梗阻。

39.临床遇急性肠梗阻、急性胰腺炎、急性胆囊炎等症多表现为腑实热结，可急用通腑泻下法。急性肠梗阻可用大承气汤加炒莱菔子、芦荟；急性胰腺炎用大承气汤加番泻叶；急性胆囊炎用大柴胡汤加金钱草、虎杖。

40.治疗胃阴虚，见舌光无苔或舌中心少苔者，可在应证方药中加石斛、玉竹、太子参、沙参等。初期用量6~12g即可，量大则致便溏；待舌苔布、口中津液增时，再增倍用之使阴津回升，见效后再减诸药用量缓缓调治。

41.治疗脾胃病，调畅气机为重要环节。如厚朴与槟榔相伍，可降胃气，可使浊气下行而不逆；升麻、柴胡升清气，使脾升清而运化；用延胡索、佛手、香橼调横逆之肝气，使其调达而不郁；陈皮理气，转输诸药。诸药配合，肝胆之气调达，脾胃之气升降有序，运化功能正常，故脾胃之病可瘥。

42. 胃病，舌苔少者石斛、太子参必用。

43. 功能性消化不良其病机为气机不畅。用方为自拟和胃胶囊，药用百合、乌药、桔梗、炒枳壳、炒莱菔子、紫菀、炒白术、石菖蒲。诸药益气和胃，运脾通降，为促进胃动力良方，可使脾升胃降，痞塞得通，常收良效。

44. 急性胃炎可取半夏泻心汤合五苓散加延胡索、木香治之，收效良好。方中茯苓、泽泻重用 20g，桂枝 3~5g 为佳。

45. 临证对内科急症，凡见大便不通属腑气壅塞、痰热内蕴者，均可取生大黄 12g、番泻叶 10g、瓜蒌 15g、炒莱菔子 30g、草决明 10g，水煎 2 次，头煎开锅煮 5~10 分钟倒出药液，加入纯蜂蜜 50~100g 兑匀，1 日分 4~5 次服。本方疗效极佳，便畅即停服或减量巩固，一般取 1~2 剂即中。本方曾用于肺心病心衰兼便秘、急性胆囊炎、胆石症、急性胰腺炎、输尿管结石、上消化道出血等内科急症，见便结数日不行者均收效。虽病各异，但胃肠通降失司、大便燥结、胃肠壅滞为其共同病机。

46. 中药抑制幽门螺杆菌有较好疗效。临证实践证明有以下品种，可在应证方药中择用，大黄、黄芩、党参、甘草、白芍、石斛、枸杞子、厚朴、陈皮、木香、延胡索、枳壳、蒲公英、吴茱萸等。治疗脾胃病，重在运脾和通降两方面。

47. 属慢性胃炎所致胃痛，可从益气养阴、活血化瘀、清热解毒入手进行调治。在辨证用药的基础上，适当加入党参、

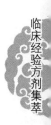

丹参、三七、莪术、百合、乌药、延胡索等，可收良效。

48 胃癌术后伴有抑郁焦虑等不良情绪者，可用六君子汤合半夏厚朴汤加味治之，收效较好。如结合心理疏导，疗效会更好。常用方药为陈皮 6g、清半夏 6g、党参 10g、太子参 15g、炒白术 10g、炒苍术 6g、茯苓 15g、甘草 6g、紫苏梗 10g、紫苏叶 2g、黄连 2g、厚朴 10g，水煎服，日 1 剂，连用 20~30 剂。

49. 临证凡遇胃脘胀痛，可从强健脾胃入手助其通降，以恢复腐熟运化之功能，可取异功散加炒莱菔子治之。若遇虚寒胃痛，可温中散寒佐以行气化瘀，选理中丸合桂枝汤加预知子治之，均收良效。

50. 小柴胡汤与平胃散合用，有和解少阳、疏肝和胃之效，可治"胃不和则卧不安"之少寝，亦可用于急慢性胃炎，证属肝胃不和、痰湿内蕴者。

51. 急性胃肠炎初期 1~2 天，可用生大黄 1g、炒麦芽 15g、山楂炭 10g，水煎当茶饮用，有清降浊气、恢复肠胃功能的作用。

52. 形体消瘦，手足冷凉，夜间小腿拘挛，手掌鱼际部肉薄者，多为脾胃虚弱而阳气不足，临证可用当归四逆散合六君子汤加桂枝、炒谷芽、生麦芽治之，久服可收良效。

53. 久病体虚、纳食少之人，可用下方长期服用，西洋参 3g、沙参 6g、太子参 6g、麦冬 6g、砂仁 2g、鸡内金 6g、蒲公英 15g、麦芽 20g，水煎服，日 1 剂，分数次服之。本方肝肾可补，脾胃可养，正气足则受纳进，纳食香则气血旺矣，对虚不受补者可加三棱 1g、莪术 1g。

54. 饮食停滞，腹满胀痛，非推荡之药则不行。大黄、枳实相伍攻而下之，则积滞尽，胃肠通畅，而腹痛脘痞去。

55. 临床上通治方或专病专方与辨证论治结合，既能保证疗效，又能灵活掌握。如治泻四药（金银花、炒山楂、炒槟榔、生地榆）治疗一切急性腹泻，不论是肠炎痢疾、食物中毒，均可以此方加减治之，其效优于西医输液治疗，而且配红白糖做药引以补体液，其效可靠。

56. 上消化道溃疡者见舌质暗，大便常干稀不爽，手足心干燥无汗者，可用大黄 9g、炒槟榔 6g、牵牛子 3g、三棱 3g、莪术 3g，水煎服，日 1 剂，数剂即见效。

57. 溃疡病久痛不愈者，可用炒白芍 30g、炙甘草 10g、瓜蒌 20g、红花 2g、白及 10g、蒲公英 30g 治之，常收良效。因其痛原因有二，日久化热、久痛必瘀。

58. 阴虚胃痛多见于慢性胃病久治不愈，胃酸缺乏常反复发作之病人。症见胃脘部痞满，腹胀不适，胃部隐痛或灼热疼痛，食少，乏味或嘈杂如饥而不欲进食，甚则厌食不饥，或进食酸甜味为舒，干呕，口干，便燥，舌干质红，苔薄不润或苔少无津，脉细无力。辨证属胃阴虚火，不能濡润胃腑。南京中医药大学周仲瑛教授创滋胃饮治阴虚胃痛颇多效验。方药为乌梅 6g、炒白芍 10g、炙甘草 3g、北沙参 10g、麦冬 10g、石斛 10g、丹参 10g、鸡内金 5g、生麦芽 10g、玫瑰花 3g。方中乌梅、白芍味酸敛津生津，沙参、麦冬、石斛甘寒益胃生津，加理气而不伤阴之玫瑰花、生麦芽和胃调肝防阴柔呆滞，鸡内金健脾消食，久病入络加丹参推陈致新，甘草调和诸药。

59. 胃阴不足者多见舌质红、口干、脉细数。临床用下药滋养胃阴：石斛、麦冬、沙参、天花粉、玉竹、芦根、生地黄等为常用之品；增胃液最速为炒山楂、乌梅、山茱萸、鸡内金四药相伍；养胃阴稍加疏肝理气之品，效更佳，但用量宜小，可选木香 2g、刺蒺藜 6g、郁金 6g、青皮 3g；胃阴不足兼气虚者，可在方药中加入党参 10g、莲子 10g、白扁豆 10g，效果更好。

60. 胃脘胀痛，不欲进食可用下方治之。方药为木香 6g、炒白术 9g、炒白芍 15g、枳壳 6g、陈皮 6g、肉桂 2g、甘草 3g、厚朴 6g、川芎 6g，水煎服，日 1 剂。

61. 调理脾胃可用黄芪 6~12g、黄精 9~15g、鸡内金 9~12g、太子参 9~12g、莪术 2~3g，其量虽小，但久服可健脾益气，促进运化。

62. 中医称急性胃肠痉挛为肠中寒证，属寒邪直中而致肠胃气机不利，不通则痛。本病多发于饮食不慎，贪食寒凉生冷或腹部直接受寒，其病机有三，血脉寒凝气滞为一，腑气不通为二，水湿不行为三。可用下方治之，川芎 6g、当归 9g、肉桂 5g、小茴香 6g、丁香 2g、木香 6g、桂枝 9g、生甘草 6g、炒白芍 20g、大腹皮 6g，水煎 2 次温服，每 30~90 分钟服 1 次，频服，日 1 剂。另在肚脐拔罐 15 分钟，往往 1~3 剂即愈。

63. 饮酒之人往往暴饮暴食，胃纳过盛，脾运艰难，食滞中焦。常出现嗳腐吐酸，脘腹憋胀，矢气臭秽，可用平胃散加焦三仙、葛根、葛花治之。并嘱其节饮食、戒嗜酒，注意锻炼身体。

64. 内伤饮食外感表邪治当表里兼治。常用平胃散加炒谷麦芽合感冒四药（羌活、薄荷、蒲公英、牛蒡子）治疗，效佳。发热重再加青蒿、荆芥、防风。

65. 治胆汁反流性胃炎，可选大黄 3~6g 降浊利胆，大便通，气机畅则症减。厚朴、佛手、刺蒺藜、橘络合用，理气散瘀通络而无伤阴之弊，可辨证选用。

心系病证

1. 临证对于精神亢奋或兴奋所致的失眠取生地黄 60g、玄参 30g、炒白芍 30g、黄芪 6g、升麻 3g，治之效果较好。

2. 临证治不寐，用药规律如下，心肝火旺者，炒酸枣仁、知母为主药；心肾不交者炒酸枣仁、夜交藤为主药，配以半夏、知母、丹参、黄连；阳不交阴者，用炒酸枣仁、川芎、黄连为主药，配丹参、远志、夏枯草治之。

3. 肩背痛伴夜半失眠方，夏枯草 10g、柴胡 12g、黄芩 9g、党参 10g、炒白芍 60g、炙甘草 15g、茯苓 15g、姜黄 6g、桑枝 30g、当归 10g、丝瓜络 30g、羌活 6g，水煎服，日 1 剂。

4. 夜间失眠心烦汗出者，以浮小麦、莲子、延胡索合用治之，可收宁神止汗之效。

5. 顽固性失眠为临床常见，往往医者束手，患者苦闷，为人关注。其证虚实夹杂，标实本虚；其症多以痰热扰心兼心阴耗伤之候出现。因久治不效，中西药并进，体内阴阳失调脾胃受累，湿滞痰阻，痰郁化火，更使不寐加重。治以清痰热，养心神，调气血，和阴阳。方用温胆汤加炒酸枣仁、川芎、石菖蒲、远志、太子参、五味子、虎杖、苍术、夏枯草治之，同时服用时加炒小麦粉一汤匙搅匀后服。服药时间以傍晚和睡前为佳，这样既可顺自然界之阴阳，又使汤药发挥作用更速。

6. 心胃诸病丹参饮主之。丹参饮中丹参为主药，用量20~30g，有活血化瘀之能；檀香温阳理气，善治心腹诸痛；砂仁温胃畅中醒脾，能疏散胸脘之郁闷。本方可单用，亦可与其他应证药物合用，疗效较好。

7. 中医认为心胃相连，脾胃功能紊乱亦可致心痛。胃心相近，胃络通心，临证可见心脏有病，症状表现在胃，胃病亦可影响到心，因心属火，心火不生胃土，则心病也可出现胃脘不适的症状。中央健四旁通，治中焦调脾胃可使后天精气充盈，先天之精气得以培育，五脏六腑精气充足，五脏安和，气机和畅。临证调心胃常用补中益气汤合丹参饮加夜交藤、炒酸枣仁、桂枝，有良效。

8. 冠心病长久调治重在益气化瘀，首选黄芪，因其甘温，补气升阳，活血利水，治内伤劳倦。本品善补胸中大气，助推血液运行，尚能调营卫。临证应用黄芪有热者可与知母相伍，益气滋阴，阴阳相合，有云过雨施之妙；活血可选葛根、丹参、降香、赤芍等与黄芪相伍；常用方剂为张锡纯之升陷汤（组成为黄芪、知母、柴胡、桔梗、升麻）。笔者临证治疗冠心病，凡见善太息者必用升陷汤加减，见舌下络脉青紫者即用生麦芽舒郁，诸药调治，疗效可靠。

9. 临证凡遇重症心衰、神气涣散、元气欲脱之人，在西医抢救时可配合中医疗法，可取红参20g、山茱萸60g，浓煎取汁，少量频频喂服，1日可服数剂，不必拘泥，直至病情缓解。方中红参大补元气、复脉固脱，山茱萸收敛固脱、抗休克。

10. 临证凡见心律失常气阴两虚、邪少虚多之证者均可应用炙甘草汤加减治疗。缓慢心律失常加淫羊藿、白头翁，快速性心律失常加白头翁、苦参，均有较好疗效。

11. 舒心五药当归9g、牡丹皮9g、玫瑰花6g、玳玳花6g、橘叶6g，对情绪不稳、抑郁寡欢者，可水煎当茶饮，能宽心、提神、释怀、令人喜悦。

12. 血虚心悸，可取酸枣仁汤加乳香3g、没药3g、竹茹6g治之，可收满意效果。诸药补虚养心而不滞，调节心房之启闭，而血虚所致心悸可缓解也。

13. 病毒性心肌炎的治疗在初期（发病后1~2月）可用泻火解毒、养心宁神法，可用黄芪合黄连解毒汤加丹参、板蓝根、重楼、蒲公英、炒酸枣仁、川芎治之；中后期可用升陷汤加丹参、苦参、玄参、沙参、党参治之。

肝胆系病证

1. 降压药枕取药用菊花、艾叶、罗布麻叶各 250g，明矾 6g，研粉拌匀后装枕套内使用，久枕有清肝、清脑、祛风、降压之功效。

2. 强肝丸为山西省中医药研究院集众多医家经验制订出的经验方。该方以当归、白芍、丹参、郁金、黄芪、党参、黄精、神曲等为主要成分，诸药有补脾养血，益气解郁，利湿解毒之功效。临证用于慢性肝炎，早期肝硬化，中毒性肝炎及脂肪肝。临床应用表明清肝风对肝纤维化有较好疗效。强肝丸药物组成及用法如下，当归、白芍、郁金、党参、泽泻、黄精、山药、生地黄、板蓝根各 9~15g，丹参、黄芪各 15~30g，山楂、神曲、秦艽各 9~12g，茵陈 9~30g，甘草 6~12g，共研细末，水泛为丸，每次服 9g，日服 2 次，或作汤剂，水煎服。

3. 体检发现胆红素偏高者可用茵陈蒿汤加虎杖、垂盆草治之，有良效。

4. 肝硬化病人呕血（上消化道出血）方，大黄炭 100g、三七 200g 共为细末，每日 6~9g，用藕粉调糊服，每次 2~3g 即可。

5. 鳖甲煎丸出自张仲景《金匮要略》一书，本药有活血化瘀、软坚散结、利水除湿、益气养血之功。本品可用于肝纤维化的治疗，亦可用于妇人少腹积块的治疗。

6. 慢性疼痛病人合并抑郁症者，可用逍遥散加牡丹皮、栀子、延胡索、橘叶治之，常收佳效。

7. 对慢性肝损伤调理可用下方（益气柔肝和脾方），生地黄 15g、党参 10g、何首乌 10g、枸杞子 10g、炒白术 10g、炒白芍 12g、黄芪 15g、茯苓 10g、佛手 6g、陈皮 6g、砂仁 6g、太子参 15g、垂盆草 20g、虎杖 20g、醋鳖甲 15g，水煎服，日 1 剂，随症加减，3 月为一疗程，坚持服药收效好。

8. 高血压眼底出血调治方，生蒲黄 10g、茺蔚子 10g、泽兰 10g、桑白皮 10g、蝉蜕 10g、荆芥 10g、生地黄 20g、丹参 15g、女贞子 10g、墨旱莲 10g、茯苓 10g、怀牛膝 10g，水煎服，日 1 剂，连用 20~30 剂为一疗程。

9. 胆总管结石手术后见肝功能异常者可用下方治之，通过益气柔肝而收效。方药常选制何首乌、生地黄、枸杞子、丹参、黄芪、太子参、炒白术、炒苍术、茯苓、炒白芍、甘草、佛手、陈皮。

10. 肝藏血理论对中医临床有重要的指导意义。肝能储藏血液，肝能约束固摄血液；肝能调节冲任二脉，控制女子月经来潮；肝能助心行血；肝能调节血液分配。总之，肝藏血包含了贮藏血液，化生血液，调节血量，防止出血之功能；而肝主疏泄是肝藏血的主要机制，若肝失疏泄，气机不畅，气病及血，就会使肝藏血之功能失调，导致肝不藏血，临床可出现出血、血虚、血瘀等病理变化。针对肝不藏血，临床上可清肝、养肝、平肝、疏肝四法兼顾，常收良效。治肝不藏血诸证可用六味地黄丸合丹栀逍遥散为基本方剂，根据病情适当加减，疏肝生麦芽、佛手、香橼可用，清肝龙胆草、菊花、夏枯草、茵陈可用；平肝石决明、龙骨、牡蛎、珍珠母常选；养肝女贞子、枸杞子、桑椹、生地黄可择；同时治血证可酌情选加止血之品如茜草、山茱萸、藕节、仙鹤草、大小蓟等。

11. 治疗慢性肝病，柔肝为重要治法。所谓柔肝即在养肝体的基础上注意和肝用，此举可使郁滞得疏，横逆得缓。临证常选药物有当归、炒白芍、枸杞子、柏子仁、炒酸枣仁、郁李仁、玄参、合欢皮等。柔肝的具体应用即叶天士治肝三法"辛散以理肝，酸泄以润肝，甘缓以益肝"。

12. 抗病毒护肝四药，即垂盆草、虎杖、丹参、灵芝。四药合用有抗病毒、护肝保肝之功效。中医认为垂盆草清解湿热，解毒护肝；虎杖利胆退黄，祛风除湿，散瘀定痛；丹参凉血活血，推陈致新，祛瘀止痛，清心除烦，养血安神；灵芝补血益气安神。四药可入应证方药中使用，对保护肝脏正常代谢方面有益处，能减轻肝损伤，防止肝硬化。

13. 治疗慢性肝病可以健肝汤为主方。根据患者情况预先考虑用药，其临证加减原则和常用药物加减可参考以下经验，治肝先护脾，健脾可加焦白术、莲子、白扁豆；益气多选太子参；气虚加党参；胃阴不足、苔少加太子参、石斛、玉竹、沙参、麦冬；疏肝可用佛手、香橼、郁金；化浊选藿香、佩兰、砂仁；抗肝炎病毒选虎杖、白花蛇舌草、半枝莲、蒲公英、刘寄奴；护肝降酶择垂盆草；早期肝硬化选醋鳖甲、丹参、三七粉。切记伤肝损肝药物忌用。

14. 慢性胆囊炎、胆结石病人，可用大黄甘草汤小量冲泡代茶饮用。大黄可从 1g 始，以胃舒适为度，自行调整剂量；生甘草也从 1~2g 始；常用量为大黄 1~5g、生甘草 1~5g。常服可保持胆胃通降之性，使胆胃和顺，守方服 3~5 个月，可达治愈之效。大黄、甘草少用冲茶饮用，取其药气之轻扬，药味之和缓，健胃和中，缓中微利，通畅三焦而收廉验之效。

15. 肝硬化腹水因久病湿热留恋，肝肾阴虚，水气内停，故可用滋肾通关法收效。常用滋肾通关丸加味治之，常用方药为知母、黄柏、肉桂清下焦湿热，促膀胱气化；党参、当归、赤小豆、芍药、枸杞子健脾柔肝，扶正降浊；商陆、牵牛子、防己、泽兰、茯苓利水，通水道，诸药组方有效。

脑系病证

1. 对中风后遗症之患者，不可把西医诊断的脑梗死或脑出血，套用于中医的瘀血，不可多品种活血化瘀药同时使用。因中风之本在于肝肾之亏损，可遵叶天士"缓肝之急以息风，滋肾之液以祛热"之训，可用滋肾养肝之剂配合小剂量肠溶阿司匹林，协同防止再次中风。常用方药为石斛 20~30g、玉竹 20~30g、沙参 10~15g、丹参 10~30g、枸杞子 10g、天冬 15g、麦冬 15g、制何首乌 15g、炒白芍 20~30g、生白芍 30~60g、赤芍 10~20g，水煎服，日 1 剂，连用 30~50 剂。亦可一周服上方 2~3 剂，坚持每季度服药 10 剂。

2. 中风病后遗症期选用石斛、玉竹、沙参、丹参、枸杞子可育阴通络，较单用活血化瘀法效佳。

3. 中风日久，患肢拘挛，中医可从肝肾入手，滋养肝肾，养血润筋，调畅气血为治。笔者常选炒白芍30g、炙甘草10g、生地黄20g、鸡血藤30g、当归6g、葛根15g、地龙20g、姜黄6g、桑枝20g、桂枝10g、伸筋草6g、乳香3g、没药3g、木瓜15g、陈皮3g，水煎服，日1剂。30剂为一疗程，若配合针灸按摩效更好。

4. 中风偏瘫病人大便燥结，小便不通者可取熟地黄60g、党参15g、生白芍30g、甘草6g、大黄6g、荆芥3g，水煎服，日1剂，连用3~5剂即效。

5. 治疗梅尼埃病验方，当归、芍药、五味子、龙眼肉、酸枣仁各10g，水煎服，日1剂。本方为名老中医干祖望老先生20世纪50年代幸得的验方，临床应用均获良效。干老得此方数十年，收益颇多，堪称治疗本病之妙方。

6. 临证对于内耳眩晕的治疗，急性发作阶段可取半夏白术天麻汤加仙鹤草30~60g治之，眩晕明显控制后可取苓桂术甘汤合二至丸调理以巩固疗效。为防复发需嘱患者，保证正常睡眠，避免过度劳累，注意情志调理，饮食宜清淡，吃饭七分饱，坚持头凉脚暖。

7. 临床久病、重病之人若见头晕呕恶，甚则神志恍惚、目不识人，或惊恐不能独卧、身重难以转侧，脉左关无力，舌苔白腻者，即可按《千金方》载胆寒证治之，予以温胆汤，常收疗效，此对于疑难重病的治疗有实际意义。

8.临证若见头痛必吐清涎，胃脘喜暖怕冷者，可用大枣1~3枚去核加生姜切碎入其内，锅内焙焦，冲水当茶饮之，暖胃散寒降浊，头痛即减。若用药调治可从中气虚寒入手，宜用六君子汤加当归、黄芪、木香、炮姜、荷叶、砂仁治之，有良效。

9.临证凡遇有眉棱骨痛时，需从风痰上扰、肝胆郁热和肝肾虚损三者入手治疗，常收良效。选药时遵"高巅之上，唯风可至"之旨，选羌活、独活二药疏络通阳，使伏邪外出，同时引药至病所。风痰上扰者，荆芥、防风、羌活、独活、白芷、川芎、藁本可择；肝胆郁热者，小柴胡汤加龙胆草、橘叶、蔓荆子可选；肝肾虚损者，可取熟地黄、白芍、当归、女贞子、墨旱莲、枸杞子、菊花、桑叶等治之。

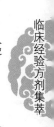

10.治头痛五药为川芎、天麻、菊花、蔓荆子、荷叶。若后枕项背部疼痛加葛根、羌活，前额眉棱骨部疼痛加白芷，头部两侧或连耳部疼痛加柴胡、黄芩，痛在头顶加吴茱萸、藁本。不论何处疼痛，疼痛日久、痛处固定者，均可加僵蚕、全蝎、蜈蚣、地龙、延胡索各等分为散，每次1~2g冲服，日2次，常收奇效。治疗头痛时一定要分清内伤与外感，结合病人情况选择适合方剂。如肝郁化火所致，可用丹栀逍遥散加减治之；肝肾阴虚、水不涵木所致者，可取杞菊地黄丸加减治之；脾失健运、湿浊上蒙者，用半夏白术天麻汤加减治之；大病后气血两虚、血不荣脑所致者，可用八珍汤治之；头痛日久、舌暗、痛处固定有瘀血者，可用血府逐瘀汤加减治之；妇人经期头痛，取香苏散合逍遥散治之。在实践中不论祛邪、补虚，都需贯穿一个"通"字，或祛邪为通，或补虚为通，从而使经络之气畅通，清阳之气上荣，浊毒之气下行，头痛即随之而除。

11. 血管神经性头痛，症见头痛如劈，口干目赤，太阳穴部位血管搏动应指。方用生石膏 20g、栀子 10g 清除内热，川芎 12g、薄荷 6g 疏风止痛，白芍 30g、生甘草 10g 缓急止痛，诸药相伍头痛即除。

12. 素体阴虚，或久病伤阴感受风寒之邪，症见头痛无汗或汗不多，微恶风寒，身热夜甚，口渴少饮，舌质红。可用下方，玉竹 15g、防风 9g、紫苏叶 6g、金银花 9g、薄荷 5g、炙甘草 3g，水煎服，日 1 剂，屡用屡效。

13. 高血压病不在于单纯降压，而是通过辨证论治，调节机体阴阳平衡达到平稳血压之目的。高血压病是以心、肝、脾、肾脏腑功能失调为主，引起气血阴阳紊乱所致，本为阴阳失调，标为风火痰瘀。调养心脾选归脾汤，调补肝肾一贯煎，调补阴阳二仙汤，阳亢风动用石决明、龙骨、牡蛎、天麻、刺蒺藜，肝胆郁热用龙胆草、黄芩、夏枯草、栀子，痰浊内郁用半夏、泽泻、白术、石菖蒲，瘀血阻络用桃仁、红花、赤芍、益母草，肝肾阴虚应用何首乌、山茱萸、桑寄生、菟丝子、生地黄、熟地黄，肾阳不足选淫羊藿、鹿角霜、补骨脂、巴戟天等。调畅全身气机，稳定血压可用四桑（桑叶、桑枝、桑椹、桑白皮）组方。

14. 高血压病人若因肝阳上亢多见前额部疼痛者，可用石决明 30g、桑叶 10g、白芷 6g、刺蒺藜 10g、怀牛膝 10g，水煎服，日1剂，服数剂头痛即失。

15. 高血压病病人出现鼻衄可用下药调治，白茅根 40g、山茱萸 20g、炒杜仲 10g、怀牛膝 10g、茜草 15g、血余炭 10g、紫苏子 10g、降香 10g、大黄 3g，水煎服，日 1 剂。

16. 高血压病病人兼见下肢浮肿者，可在应证方药中加入益母草、白茅根、赤小豆、当归、泽兰，通经活络、行血消肿，常收效。

17. 侯氏黑散（《金匮要略》）的药物组成为菊花 40 分、白术 10 分、细辛 3 分、茯苓 3 分、牡蛎 3 分、桔梗 8 分、防风 10 分、人参 3 分、矾石 3 分、黄芩 5 分、当归 3 分、干姜 3 分、川芎 3 分、桂枝 3 分，可按比例调整用量，研细末，每服 9g，日 2 次，淡黄酒送下。功用补虚和营、胜湿除痰。治风邪侵袭表里，痹阻络脉，四肢沉重不适，舌淡苔白，脉弦缓。笔者曾用本方改汤剂，水煎服，用于高血压病初期，收到良效，有药到血压平稳之效。

18. 现代临床证实，肝之疏泄失常，肝不藏血，内生风火热毒，气血逆乱为高血压急症的主要病机，其治疗从气血论治，可收良效。治宜清热凉血，泻火解毒，宁心安神，息风止痉，醒神开窍，通腑降浊。可用夏枯草、豨莶草、丹参、怀牛膝、大黄合犀角地黄汤、黄连解毒汤治之，方中犀角可用水牛角代之。血压平稳改为治本之法，滋补肝胃之阴平抑肝阳法，使患者气血调和，情志舒畅，血压平稳，可选六味地黄丸合四桑治之，久服可收良效。

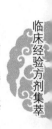

临床经验方剂集萃

19. 四桑有调节血压之功，疗效好。桑叶有疏风清热、凉血明目之功，与石决明相伍有潜下清上之效，对高血压病、眩晕效佳，重用霜桑叶 30~60g 有敛汗之作用；桑椹有滋阴、补血、健脑、润便之功；桑白皮可泻肺热、平喘、利小便，与青蒿相伍既可解表热，又可清虚热；桑枝清热通络。

20. 预防流脑（流行性脑脊髓膜炎）方为金银花 10g、连翘 10g、大青叶 15g、板蓝根 15g、芦根 9g、生甘草 6g，水煎服，日 1 剂，连用 3~5 天，即可收预防之效。

肾系病证

1. 前列腺增生属于中医"癃闭"范畴，它是指小便量少，点滴而出，少腹憋胀不适，甚则小便闭塞不通的一种疾患，为老年常见病，常因急性尿潴留而就诊，常用方药：生黄芪 30g、生甘草 10g、丹参 30g、皂角刺 10g、益智仁 10g、石菖蒲 6g、桔梗 6g、白花蛇舌草 30g、虎杖 10g。

2. 癃闭病机为痰瘀互结，治疗宜通瘀散结。方中丹参活血化瘀，通络脉；皂角刺化痰散结；桔梗、石菖蒲化痰宣肺通窍；取"上窍开则下窍自通"之义。癃闭方：大黄、荆芥升清降浊，通行二便；知母、黄柏清下焦湿热；肉桂助膀胱气化；枳壳调理气机，以上诸药相伍有促膀胱气化，促进排尿之功。

3. 急性前列腺炎方，炒王不留行 30g、白花蛇舌草 30g、赤芍 6g、牡丹皮 6g、皂角刺 12g、败酱草 20g、蒲公英 20g、生甘草 6g、黄柏 6g、桃仁 9g、川牛膝 10g，水煎服，日 1 剂，连用 5~10 剂。

4. 慢性前列腺炎可取生南瓜子 30g 去壳食仁，日 1 次，连续食用 2~3 周可效，且治愈后不易复发。

5. 急性前列腺炎属中医淋证范畴，可用下方治之。即白蛇合剂、二妙散加蒲公英 40~60g，有佳效。方中白花蛇舌草、蒲公英均重用，二药为通淋解毒之良药也。

6. 夜尿多常用方，金樱子 15g、覆盆子 10g、桑螵蛸 10g、莲子 10g、山药 10g、鸡内金 10g，水煎服，日 1 剂。

7. 老年人夜尿多，或小便急迫，或小便失禁，可用下方黄芪 20g、党参 10g、芡实 10g、五味子 20g、金樱子 10g、覆盆子 10g、桑螵蛸 10g、山药 15g、鸡内金 10g、白果 6g、龙骨 15g。

8. 慢性睾丸炎其标为气滞痰凝，其本为肝肾虚损。临证可取独活寄生汤之方义借而治之，常收佳效。

9. 慢性肾炎水肿可用黄芪 30g、玉米须 50g，煎水，取汁煮米粥食之，日 1 剂，有明显的益气、利水、消肿之功，屡用效验。

10. 急性肾炎经方可医治，常在数日或 1~2 周内愈。风寒表实者可投麻黄汤原方即效；体虚者麻黄桂枝各半汤小发其汗即验；兼见里热者可用麻黄连翘赤小豆汤加生石膏，数剂即愈。

11. 下肢水肿可取炒白术 20g、生白术 30g，煎水送服水蛭粉 3g，日 2 次，连用 2 周有效。下肢浮肿多为静脉、淋巴管疾病所致，用白术可消水肿。

12. 临证治疗腰以上水肿，选用经方甘草麻黄汤治之，其效若神。方药为生麻黄 10~15g、生甘草 6~12g，水煎服，日 1 剂。方中生麻黄发汗作用肯定，不可用炙麻黄，炙麻黄发汗作用小，服药后一定要取汗，以汗出为收效的标志。正如本方后注："重覆汗出，不汗，再服。"本方可连用 3~5 剂，饭后服为宜。

13. 四肢浮肿，俗称肢肿。可用五皮饮加姜黄、木瓜、槟榔、桔梗治之，常收良效。五皮饮组成和药量为茯苓皮 25g、陈皮 6g、大腹皮 12g、五加皮 12g、生姜皮 9g。

14. 中医认为肾者"作强之官，技巧出焉"，肾气虚，肾不能正常发挥其生理作用，常会引起性欲低下等一系列性功能障碍如男子之阳痿早泄，临床上可用下方调治，常收佳效。方药为仙茅 10g、淫羊藿 10g、当归 10g、巴戟天 10g、金樱子 10g、锁阳 10g、甘草 6g、蜈蚣 1 条，水煎服，日 1 剂。

15. 肾结石体外冲击波碎石取石术后所致肾损伤见尿血、腰痛、小便不利者，可用下方调治，黄芪 15g、丹参 10g、川芎 3g、赤芍 10g、泽泻 10g、金钱草 40g、石韦 15g、车前草 20g、大黄 3g、荆芥 5g、甘草 6g、鸡内金 10g。水煎服，日 1 剂，连用 2~3 周。

16. 妇人肾结石可用当归芍药散加三金散治之，可治愈。常用药物为金钱草 30~90g、郁金 12~30g、鸡内金 9~12g、当归 9~15g、炒白芍 30g、生白芍 30g、赤芍 30g、茯苓 9~12g、白术 9~15g、泽泻 15~20g、川芎 9g，黄酒 50ml 为引。

本方对妇人肾结石证属血虚气滞，脾湿不化，湿蕴化热者有良效。

17. 调肾阴阳四药为仙茅、淫羊藿、知母、黄柏，寒热并用，相激相成，有温肾阳、泻相火、调冲任之功。四药对更年期综合征、老年人肾阴阳俱虚者，有很好的调节作用。

18. 滋肾明目四药为枸杞子、菊花、女贞子、墨旱莲。二至丸（女贞子、墨旱莲）有补肝肾之功，可治肝肾亏虚、头目昏花、腰背酸软；枸杞子、菊花有补肝肾明目之功，适用于肝肾不足、目涩不明、眩晕眼花等症，四药合用为滋补肝肾明目之药对。

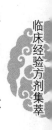

19. 小便不利，小便点滴而下，而见右寸脉独数者为金不生水、水不化气所致，党参、麦冬、紫菀治之。

20. 临证凡见口干渴、尿后即加重者，可考虑为膀胱气化失司，津液敷布失常，可用经方五苓散加金樱子、覆盆子、白果治之，多效。

21. 对肾功能受损之人，可在应证方药中加入大黄、白茅根、藿香、佩兰四药，可收泄浊排毒之作用。

22. 遗精治疗时可选交泰丸合水陆二仙丹合方治之。方药为黄连 6g、肉桂 3g、金樱子 10g、覆盆子 10g，水煎服，日1剂。若加山茱萸 15g、山药 20g、鸡内金 10g，连用数周效果好，可资参考。遗精多由心火亢盛、相火妄动所致，施以本方加减，常收奇效。临床中凡因心火偏亢、相火外越、水火不济所致不寐、惊悸、健忘、遗精、阳痿、口舌生疮等症，均可用交泰丸加味治之。正如徐灵胎所谓："一病必有一主方。"

23.股骨头缺血性坏死病变在骨，属于骨病。骨病首先求治于肾，因"肾主骨也"。对于该病，首先应从肾治；其次需从肝脾综合调治，因肾主骨，脾主四肢，肝主筋；故治从肾肝脾进行调治。常选药物有生地黄、山茱萸、山药、枸杞子、杜仲滋肾阴、强筋骨；择淫羊藿、鹿角霜温补肾阳；用炒白术、茯苓、党参、薏苡仁健脾除湿。

24.男子不育三药为黄精、何首乌、枸杞子，三药补益肝肾，生精种子，此三药加入应证方药中有效。

25.治男子腰膝酸软、夜梦纷纭遗精者，可用沙苑子15g、菟丝子15g、枸杞子9g、炒杜仲9g，水煎服，日1剂，连服3~4周见效。

26.六味地黄丸与五子补肾丸合用，久服有补肾生精之殊功，可提高精子成活率，治男子不育有效。临床证实滋阴药与助阳药合用，则可避免滋腻碍湿和燥烈伤阴之弊。

27.面部浮肿兼见胸闷、呼吸困难者，苏子降气汤（苏子9g、半夏9g、前胡6g、厚朴6g、陈皮3g、当归9g、肉桂2g、生姜9g、炙甘草3g）加沉香可医，有良效。

气血津液病证

1.肺癌大咯血可用人参6g、麦冬10g、白及10g、仙鹤草30g煮水饮之。方中人参补气摄血，麦冬养阴，白及、仙鹤草止血，且仙鹤草尚有补血扶助正气之功。同时用食醋1.5

千克加热浸泡双足，本法可使出血止，气阴复，应用时人参宜改用白参。病情见轻后可取白参6g、白扁豆10g、生地黄10g、炒白芍10g，煎水频服也，有佳效。若将人参研极细末每次0.5g，日3次，用仙鹤草20g煎水送服也方便。

2.治疗血小板减少性紫癜方，仙鹤草30g、制何首乌15g、连翘10g、虎杖15g、生地黄20g、淡豆豉15g、升麻10g，水煎服，日1剂。

3.治疗上消化道出血单方和经验方：①大黄粉3g加入纯藕粉温开水调服，日2次。大黄粉可治胃热出血，大黄可入血分，止血不留瘀。②白及粉每次5g，日2次，口服，白及药性平和，有保护胃黏膜和止血的功能。③云南白药每次0.5g~1g，口服。④三七粉每次3g，日2次口服。根据病情任选一种即可。

4.民间有一味桑白皮20~30g治鼻衄之谓。笔者取仙鹤草30g、藕节15g、大黄炭6g、桑白皮15g、栀子炭6g，水煎服，用之有奇效。桑白皮止衄之理可玩味。

5.上消化道出血者可用白及10g、大黄6g、大黄炭6g、蒲黄炭10g，共为细末，每次3g，用藕粉调糊食用，日3~4次有效。对皮下出血或牙龈出血者可用阿胶珠粉10g、三七粉3g、羚羊角粉1g，分次冲服，有凉血止血、祛瘀生新之效。

6.血小板减少方，仙鹤草30g、墨旱莲15g、虎杖20g、生地黄30g、鸡血藤30g、炒白芍15g、陈皮6g，水煎服，久服有效。此方为笔者自拟方。

7.临证对于呕血、便血属寒热错杂者，可用半夏泻心汤加仙鹤草、白及、大黄炭、藕节、荆芥穗炭治之，常收奇效。

8. 大失血病人，平日可用下方常服作为善后方：黄芪9g、仙鹤草12g、大枣10枚，隔日1剂煎服，食枣饮汤。黄芪补气，仙鹤草止血，大枣补血。

9. 大便下血，其下在粪之前者，肠风疮痔是也，宜赤豆加味散（出自《医学见能》）。方药为当归9g、地榆9g、金银花3g、防己3g、麦冬9g、牛蒡子9g、牡丹皮9g、白芍6g、槐角9g、陈棕炭3g、苦杏仁9g、黄柏9g、甘草3g、赤小豆9g，上方为临证效方，屡用屡验，本方加马齿苋30~60g效更佳，水煎服，日1剂。

10. 糖尿病人多汗可用黄芪30~60g、当归6~12g、川芎6~10g、地龙15~20g、桃仁9~12g、红花9~15g、太子参9~15g、麦冬10~20g、五味子6~9g、桑叶30g、仙鹤草30g，水煎服，日1剂，连用10~40剂可收佳效。老年性糖尿病多汗，中医属气阴两亏，瘀血内郁之证；治宜益气，活血通络，养阴敛汗。

11. 临证对糖尿病周围神经病变，表现为手足麻木疼痛者可取黄芪、黄精、莪术、路路通、马齿苋、丝瓜络、黄连、干姜、石榴皮、乌梅、姜黄、桂枝、桑枝、鸡血藤、佛手组方治之，有效。但服药时间宜长，随症加减，守方久服方效。

12. 糖尿病黄斑变性眼病可服下方调治，黄芪15g、党参10g、茯苓10g、炙甘草6g、炒香附10g、柴胡10g、益母草10g、青皮6g、沙苑子10g，水煎服，日1剂，连用1~2周。

13. 胖人消渴方：黄芪 30g、虎杖 20g、天花粉 15g、僵蚕 10g、牡丹皮 10g、丹参 10g、赤芍 10g、制何首乌 10g、陈皮 6g、玫瑰花 6g，水煎服，日 1 剂。本方可用于肥胖之人见血糖偏高者，久服有效。方中黄芪补脾益气，虎杖祛痰活血、清热利湿，僵蚕化痰散结，牡丹皮活血化瘀，天花粉清热生津。缩腹五药有活血降脂，增强机体代谢，减轻体重或控制体重的特殊作用。本方可粉碎成粗粉，每天 12g，加水 500ml，先浸泡 20 分钟，加热 5 分钟，过滤 2 次分服，服用方便，可久服。

14. 取补中益气汤加金樱子、桑螵蛸、菟丝子、益智仁、丹参，组方治疗糖尿病肾病，随症加减有良效。

15. 腰骶部疼痛的治疗可用桑寄生、炒杜仲、鹿衔草、鹿角霜、续断、骨碎补、怀牛膝诸药治之，久服有效。方中怀牛膝为要药不可少也。

16. 治疗腰椎间盘突出所致腰腿痛方：桑寄生 10g、续断 15g、枸杞子 10g、狗脊 20g、怀牛膝 20g、伸筋草 10g、炒白芍 30g、甘草 10g、木瓜 20g、桃仁 6g、红花 6g、乳香 6g、没药 6g、竹茹 6g、鸡血藤 30g，水煎服，日 1 剂，坚持服用有效。腰椎间盘突出所致腰腿疼的治疗原则为滋补肝肾，活血化瘀，舒筋活络。

17. 腰椎间盘突出证属气虚血瘀、脉络不通者可用下方：黄芪 20g、当归 20g、炒山楂 15g、桑寄生 10g、白术 15g、续断 10g、怀牛膝 15g、熟地黄 20g、枸杞子 10g、红花 10g、甘草 6g、白芥子 10g（为必用之药），水煎服，日 2 次，日1剂，需连服1~2月。见效后可用散剂巩固，方药为鹿角霜15g、山楂15g、当归10g、白芥子10g、怀牛膝10g、红花6g，研细粉，每次3g，日3次，温黄酒送服，需连服3~6月，睡硬平板床，保暖，忌劳累。

18.临证治西医确诊为腰椎间盘突出者，可用下方收效，生白术30g、桂枝15g、赤芍15g、炙甘草6g、肉桂3g、丹参10g、当归10g、乳香10g、没药10g、怀牛膝10g、生姜3片、大枣4枚，水煎服，日1剂，连服1~2周可缓解症状。

19.恶性肿瘤放化疗后出现白细胞减少者，可用人参养荣汤为主治疗。其主症为面色㿠白无华，神疲乏力，少气懒言，心烦少寐，口干，纳少，舌质淡暗，苔白脉细弱，属中医虚劳范畴。证属气虚血少，治宜补气血，扶正气。常选药物如下：党参10g、太子参15g、黄芪20g、生白芍20~30g、炒白芍20~30g、赤芍20~30g、当归6g、炒白术10g、熟地黄12g、茯苓12g、肉桂2g、五味子6g、远志6g、陈皮3g、甘草3g、虎杖20g、鸡血藤20g。每次服药可兑入炒白面（面粉）1汤匙，效更佳。

20.笔者治良性肿瘤方活血散结汤（出自《千家妙方》）有两对药的用法为特殊经验，穿山甲、皂角刺各用2~3g，二药少用可散肿毒于无形，若重用常可致肿块溃破，影响效果，海藻与甘草为一对反药，其用药比例为2：1，有相反相激、磨积散结之殊功。

21.癌症病人化疗放疗后出现的白细胞减少，可用下方调之，而且价廉、效好，较"昂贵"的"升白"药物更易被患者接受。方药为大枣 150~200g、黄芪 10~20g、黄精 10~20g、绞股蓝 10~20g、生山药 10~20g、鸡血藤 20~30g、甘草 6~9g、陈皮 3~6g，水煎煮 2~3 次，服汤，药渣中可食之品分次食之，1 剂可用 2~3 日，长期服食有良效。

22. 癌症晚期疼痛方，炒白芍 60~90g、赤芍 30~60g、炙甘草 15~30g，刺痛加延胡索 20g，胀痛加木香 6g，气虚加太子参 15g，血虚加当归 20g、阿胶珠 10g，口黏苔腻加炒槟榔 6g、苦杏仁 6g、白豆蔻 10g、薏苡仁 20g，便干加炒莱菔子 50g，便溏加莲子 20g、白扁豆 20g，水煎服，日 1 剂。

23. 对肿瘤病人化疗后出现的厌食和呕吐，可取香砂六君子汤加紫苏叶 2g、黄连 2g、全蝎 6g、生姜 3 片治之，有效。

24. 癌症术后调理方为黄芪 10~15g、党参 9~15g、茯苓 9~12g、炒白术 10~15g、炙甘草 3~6g、薏苡仁 20~30g、白花蛇舌草 30g、半枝莲 15g、三棱 3g、莪术 3g、炒谷芽 30g、炒麦芽 30g，常服可健脾和胃，益气扶正，解毒活血，防止癌症复发。

25. 肠癌患者术后调理方薏苡仁 50g、小米 25g、大枣 6 枚，煮粥代早餐，连汤带米食之，此食疗方养脾胃、扶正气，为食疗之佳方。

26. 临证实践已经证明，对于胃癌晚期病人，尤其是七十岁以上患胃癌已转移者，或者虽已进行手术，但因体质衰弱难以耐受放化疗者，都可以选择中医进行综合调理，以期达到缓解症状、延长生命并提高生存质量之目的，若不这样做，仍过度反应和多次进行放化疗，病人往往不是死于胃癌，而是死于药物治疗，这样的例子很多，应引起医生和家属的重视。病人能否生存，重在脾胃的调整，健运脾胃，开胃消食则机体正气恢复，慢慢将养，抗病能力增强，患者就可有尊严地活着。治则为健脾和胃、扶正抗癌，常选方药为《太平惠民和剂局方》载香砂六君子汤（木香、砂仁、陈皮、半夏、党参、白术、茯苓、甘草）加黄芪、当归、莪术、半枝莲、白花蛇舌草、鸡内金治之。

27. 临证治疗肺癌一定要从气阴两虚入手，可以说气阴两虚在本病的各种证型中最为多见，常选药物有以下几种：太子参、北沙参、麦冬、山药、黄精、黄芪、石斛、薏苡仁、仙鹤草、阿胶珠、天冬等，临证可结合辨证选药。

28. 古代医家在辨识疾病方面有着惊人的分辨力，并在药物的应用方面积累了丰富的经验，我们临床实践中在继承的基础上要有所创新，用现代语言进行解读，并运用中医理论的预见性能力来对病症进行调理，做到"未病先防，既病防变"，这样才能真正实现整体调整的目的。笔者根据患者主观感受口干、乏力、心气不顺三条即选择扶正开郁法进行调治，即是对整体调整思维的具体应用进行的探索和实践。扶正开郁法既可用于肿瘤的预防，又可用于常见病证的调治，其疗效值得进一步玩味总结。扶正开郁方由仙鹤草30g、天花粉10g、预知子10g、青皮10g、翻白草20g组成。

29. 临证对于痰湿体质患者，体形肥胖，血黏度高，脂肪肝，舌体胖，舌苔水滑，治宜化痰祛湿，可用白术 30~60g，另加薏苡仁、茯苓、泽泻、半夏、陈皮、茵陈、制大黄等组方治之，收效较好。

30. 减肥妙法以晚餐为主，用海带丝、黑木耳、应季鲜菜、西红柿煮汤食之代主食，同时配合散步 1 日 1 小时。

31. 治疗痛风取清热解毒利湿之品，如大黄、车前草、泽泻、牛膝、防己、萆薢、土茯苓等缓解关节红肿热痛症状，待症状缓解后则需从补肾化浊入手。临证可用六味地黄丸加土茯苓、萆薢、虎杖、车前草治之。

32. 情志不舒日久肝郁化火、火扰心神而致心神不宁者，丹栀逍遥散加延胡索、夜交藤、合欢花治之，有良效。对此类失眠从肝入手调治胜于从心入手治疗。

33. 郁证之治首在治肺，次在治肝，兼治心脾，疏通气机为总则。中医认为肺主一身之气，肺朝百脉，肺气宣畅，百脉畅通，津液流通。临证治郁可选紫苏梗、桔梗、瓜蒌、橘红、炙枇杷叶、牛蒡子、沙参、荆芥、薤白、百合、通草。

34. 逍遥散有养肝血、疏肝郁之功，临证为治郁首选。取其方可疏调气机、健运脾土，气血化源充足则心气得补、心神得养。以本方为主治功能性心悸，有药到病除之殊功。临证若兼见痰湿阻滞者，可加瓜蒌合温胆汤；瘀血明显者，合丹参饮；肝气郁结重者，合香苏散；若病久及肾，可加枸杞子、制何首乌、淫羊藿。

35. 治郁不离乎肝，肝气一舒则诸气皆舒。柴胡、当归舒肝理气，二药可主。临床气郁用舒肝法不效者，可用开肺宣郁法收效，常用药物有痞满五药（炙枇杷叶、降香、苦杏仁、紫苏子、橘红）或选桔梗、紫菀、郁金、枳壳、炙枇杷叶、甘松、甘草治之，常收良效。

36.老年人体虚多汗方：黄芪15~30g、白术15g、防风6g、浮小麦30g、太子参15g、麦冬15g、五味子6g，水煎服，日1剂。

37.盗汗效方：黄芪15g、麦冬10g、五味子6g、党参10g、桑叶30g、炒麦芽60g，水煎服，日1剂。方中桑叶重用，取其益不足之阴液，清亢越之阳邪，调理肌腠，使阴平阳秘而汗止。《药性切用》记载："桑叶入肺而清肃气化，除烦退热，为肺虚夹热专药。"《本草从新》认为桑叶有"滋燥凉血"之功。桑叶与五味子相配为"止汗之神剂"（《辨证录》）。

38.低热盗汗方：青蒿20g、麦冬15g、党参12g、生地黄15g、生薏苡仁15g，水煎服，日1剂。

39.临证治疗汗证可用生麦芽60g、桑叶40g、山茱萸30g，组方治之，常收佳效，应用临床每每获效，三药合用止汗之功卓著。

40.临床实践已证明，选用苦酸辛之品治疗糖尿病，可收苦酸制甜、通调气机的作用。笔者用黄连12~15g、干姜3~6g、石榴皮10g、乌梅10~15g、大黄3~6g，治疗糖尿病有效。

41.肥胖之人见闭经者，可取四物汤加苍术、香附、瓜蒌治之；瘦弱之人闭经或流产后闭经者，可用四物汤加桃仁、红花、泽兰治之；若月经不调，经水临行时先腹痛者可用四物汤加延胡索、木香、三棱、莪术、桃仁、玫瑰花治之；经行腹痛，多为气血虚，取八珍汤治之，有效。

42. 临床上凡遇痰湿之体、感受外邪发热不退者，可用下方治疗，常收佳效。方药为青蒿 20g、薄荷 6g、麻黄 2g、荆芥 2g、薏苡仁 10g、苦杏仁 3g、白豆蔻 10g、芦根 10g、生地黄 20g、玄参 10g、秦艽 10g、山药 10g、食用大米 10g（一酒盅），水煎服，日 1 剂。便溏者不用秦艽，咽痛者加牛蒡子，玄参、生地黄重用，尿黄者加滑石，鼻塞流涕者加葱白、辛夷。

43. 临床上治湿热时，有四药可据病情选用。一是蒲公英，解毒利湿功效不可忽视，凡三焦、皮肤、骨节有湿热者均可选之；二是马鞭草，该药有良好的清热解毒、活血利尿的作用，善治三焦热毒；三是土茯苓，有解毒、除湿、利关节、止泄泻之殊功，重剂可收著效，临证凡湿热证伴泄泻者为必选之品；四是虎杖，本品有利湿退黄、清热解毒、祛痰止咳、活血行瘀之功效，尚有泻浊通便之作用。以上四药可根据辨证原则加入应证方药中，用之每获良效。

44. 小柴胡汤加生石膏、羌活、蒲公英，可以治疗小儿外感发热。为小儿开药时可按成人药量处方，但服药时可将 1 剂药分为 2~3 天服用，这样既方便抓药、煎药，又好掌握用量。发热患儿 1 剂药可分 4~6 次，1 日服完；热退后改为 1 剂药服 2~3 天巩固。这种服药方法为笔者老师张家口名医杨春梅老师经验用法，可资参考。

45. 中药擦浴方可退高热，方法是取麻黄 10g、姜黄 6g、蝉蜕 10g、僵蚕 10g、大黄 10g、荆芥 10g、防风 10g，水煎 2 次留汁 1000ml，取药汁 300ml 放锅内加热，待温度适宜时用干净毛巾蘸药水反复在腋窝、肘窝、腹股沟及背部擦浴，以皮肤发微红为度，擦浴时间 15~20 分钟，胸前、腹部、手足心不可擦浴。该方外用擦浴能疏通腠理，退热解痉。妇人孕期、哺乳期，肿瘤病人忌用。方法简便可参考。

46. 夜间低热日久不退者，可用白芍 20g、青蒿 10g、白薇 10g，水煎，午后分 2 次服用，效可靠。

47. 热性病高热体温达 38.5℃~39℃者，一般情况下可不用抗生素治疗，可用下方，疗效可靠。方药：白花蛇舌草 30g、白茅根 20g、赤芍 10g、金银花 20g、连翘 9g、蒲公英 30g、芦根 10g、青蒿 20g，水煎服，日 1~2 剂，往往应手取效，数剂则烧退，白细胞均趋正常。

48. 降脂效方：①炒山楂 20g、丹参 15g、三七粉 3g，水煎服，日 1 剂；②泽泻 20g、丹参 15g、制何首乌 10g、山楂 10g、决明子 10g、郁金 10g、绞股蓝 10g、荷叶 20g、莪术 3g，水煎服，日 1 剂。2 方如无不良反应，久服常收良效。

49. 临证对于高脂血症之治疗，根据病机特点选方用药有如下规律，以健脾补肾、化痰祛湿、通络为主者，多取类似方予以调治，如瓜蒌薤白半夏汤、苓桂术甘汤、五苓散、二陈汤选用中药如补气健脾之黄芪、党参、白术、苍术；补肾择何首乌、杜仲、补骨脂、菟丝子；化痰祛湿选半夏、陈皮、茯苓、泽泻、薏苡仁、茵陈、藿香、葶苈子；通络活血取丹参、桃仁、红花、大黄、三七、水蛭、莪术、鸡血藤；消食化积之山楂、神曲、谷芽、麦芽等。

50.胸腔积液效方：瓜蒌皮、葶苈子、川椒目、紫菀、桔梗，前三味药有宽胸行气，泻肺利水之功，后两味有开提肺气、缓解胸膜粘连之效，屡用屡验。

51.胸膜粘连见胸胁疼痛者，可用紫菀 30g、枳壳 10g、冬瓜仁 20g、橘叶 12g、橘络 3g，治之有良效。有积液可加茯苓 30g、川椒目 6g。

52.高脂血症五药：何首乌 20g、草决明 15g、丹参 15g、生山楂 10g、泽泻 6g，水煎当茶饮用，久服有效。中医认为高脂血症与肝肾阴虚、瘀血阻滞和痰湿内阻关系密切，诸药相伍可滋肝肾、化瘀血、降湿浊而收效。

外 科

1.皮肤瘙痒症效方，其功效为清热凉血、燥湿止痒、疏风活血，方药为生地黄 20g、白鲜皮 15g、玄参 20g、苦参 6g、金银花 15g、连翘 15g、地肤子 10g、牡丹皮 10g、赤芍 10g、紫草 12g、荆芥 6g、防风 6g、升麻 6g、薄荷 6g、生甘草 6g、蝉蜕 3g，水煎服，日 1 剂，分 2~3 次服。药渣煎水湿敷患处。一般连用3~5剂即见效。见效后需减量1剂，药服用2天，巩固1周为宜。

2.皮肤搔抓后即出现划痕者，可用蚕沙20g、益母草30g、炒荆芥穗6g，三药治之有效，本方简称为划痕三药，对荨麻疹也有效。

3.手足干裂、搔之有渗出物者，可用炒王不留行20g、透骨草30g、红花10g、苦参10g、明矾10g，煮水熏洗，1日2~3次，连用数日可见效。

4.临证凡遇药物性皮疹患者可用麻黄杏仁甘草石膏汤加黄芩、虎杖、蒲公英治之，常收佳效。方中甘草宜重用至10~15g，方中若加紫参、紫花地丁、紫草、紫苏叶效更好。

5.治足癣外洗方，透骨草15g、花椒6g、皂角刺6g、黄精15g、藿香10g、佩兰10g、大黄6g、百部15g、大枫子6g、白及10g、红花6g、防风6g、苦楝皮6g、乌梅6g、苦参10g，水煎2次留汁1000ml，放瓶内冷藏备用，每日洗脚时加入药汁200ml，浸泡双足30分钟，洗足水加热可重复用2~3次。本方有清热养血、润燥解毒、祛风止痒之功，可溶解增厚之角质，通过浸渍（泡脚）法可开腠理、促循环、润肌肤、止瘙痒，药达病所而久用有效。

6.临证治疗各种痒疹，证属湿热内蕴者，凡见口中苦、小便黄即可用龙胆泻肝汤去木通加半枝莲、连翘、紫草、白鲜皮、地肤子治之，收效甚佳。

7.皮肤瘙痒属血虚风燥者，可用刺蒺藜15g、生何首乌

15g、制何首乌 15g、荆芥 6g、炒白芍 20g、浮萍 3g 治之，常收良效。

8.局限性硬皮病为疑难杂病，服药不少于 30~100 剂，方可见效。方药为生黄芪 30g、当归 6g、山慈菇 12g、赤芍 9g、功劳叶 12g、鸡血藤 15g、鹿角霜 15g、牡丹皮 9g、白芥子 6g、露蜂房 3g、全蝎 3g、浙贝母 3g、丹参 15g、红花 2g，水煎服，日 1 剂；亦可研粉冲服，每次 2g，3 次／日。

9.阴囊湿疹可用吴茱萸 30g、苦参 16g、柳树枝 2 尺（切段）、国槐嫩枝 2 尺（切段），水煎熏洗，每日洗 2~3 次，连用 3~5 次即愈。

10.《金匮要略》载："阴中蚀疮烂者，狼牙汤洗之。"《日华子本草》谓："狼牙治浮风瘙痒，煎汁洗恶疮。"狼牙即今日仙鹤草，有除湿热虫毒之殊功。与百部、苦参同用内服外洗治外阴瘙痒验之多效。笔者喜用用量为仙鹤草 15~20g、苦参 6~10g、百部 10~15g。

临证治疗皮肤病，凡见皮损颜色发红者均可在应证方药中加入小量黄芩、黄连、黄柏、栀子以泻三焦之热毒；肺、胃、肝三脏郁热者，可加玄参、知母、夏枯草三药；血热者可加生地黄、牡丹皮、赤芍、丹参以活血凉血。

11. 带状疱疹的治疗不可一味清热解毒，对素体脾胃虚弱者宜用健脾燥湿合活血化瘀法，少用苦寒之品，往往疗效佳。常用方药为瓜蒌 20~30g、三芍各 10g、刺蒺藜 10g、僵蚕 10g、延胡索 15g，合二陈汤治之。

12. 治带状疱疹方：全瓜蒌 30g、红花 15g、生甘草 10g、柴胡 6g、赤芍 10g、板蓝根 30g、大青叶 6g、生大黄 5g，水煎服。

13. 治带状疱疹方：瓜蒌 30g、红花 6g、生甘草 10g、紫草 10g、紫参 10g、紫花地丁 10g、皂角刺 15g、丝瓜络 6g，水煎服，日 1 剂。

14. 带状疱疹初期，以清肝化湿为主，用龙胆泻肝汤加虎杖、丹参、丝瓜络治之。后期可用此方：生黄芪 30~60g、党参 10~15g、当归 9g、赤芍 9~15g、丹参 15~30g、莪术 6~9g、三棱 6~9g、郁金 9~15g、柴胡 9~12g、香附 9~12g、丝瓜络 5~10g，重用黄芪意在托毒外出，解毒祛瘀抗炎，改善局部血液循环。

15. 乳头皲裂效方，取黄柏、白芷各等份，研细粉，用香油调糊涂患处，外敷纱布包扎，喂奶前用清水洗掉，日涂 2~3 次，连用数日即效。

16. 治疗白癜风可从补肝肾入手，常用方药为四物汤合二至丸加何首乌、补骨脂，久服有效。

17. 补中益气汤加抗过敏四药(徐长卿、茜草、女贞子、乌梅)可治过敏性紫癜，补中益气汤加荷叶、山楂、大黄、虎杖可治脂溢性皮炎。

18. 过敏性紫癜的治疗不可一味凉血止血，凉血、止血治疗时虽可很快血止，但易致瘀血内留，致紫癜反复出血。笔者常用桃红四物汤加虎杖、牡丹皮、丹参、紫草、紫参、紫花地丁治之，常收良效。待病情稳定后则改为玉屏风散加仙鹤草、虎杖、丹参治之。取玉屏风散益气固表之效，通过调节机体免疫功能，达到脱敏防复发之目的。

19. 过敏性紫癜以皮肤紫癜、关节炎、腹痛、血尿为主要表现。其发病机制主要为免疫异常导致的小血管炎。中医认为该病因热毒炽盛、阴虚火旺或气虚失摄而致血络受伤，血渗于肌肤之间，导致皮肤表现为点状或片状紫斑块。临证中医疗法效果理想，笔者常用方药及加减如下：穿山龙 30g、徐长卿 15g、乌梅 10g、茜草 10g、女贞子 20g、墨旱莲 15g、仙鹤草 30g、紫草 10g、赤芍 10g、牡丹皮 10g、玄参 10g、甘草 6g，水煎服，日 1 剂。舌质红、脉沉数，加水牛角粉 6g（分次冲服）、生地黄 20g、生石膏 30g；舌红少苔、脉细数，加阿胶珠 10g、藕节炭 20g、沙参 15g；纳差、少气懒言、舌质淡红、脉沉细，加黄芪 15g、党参 10g、太子参 10g。

20. 过治敏性紫癜方

（1）小儿过敏性紫癜发病前多有上呼吸道感染的症状。出疹前多有表证，均可治疗以清热解毒、凉血活血，疗效较好。常用方药为徐长卿 12g、乌梅 6g、茜草 15g、女贞子 15g、墨旱莲 15g、丹参 10g、紫草 10g、金银花 10g、连翘 10g、荆芥 10g、牛蒡子 10g、生地黄 20g、赤芍 20g、当归 6g、川芎 3g、生甘草 10g，水煎服，日 1 剂。

（2）紫癜性肾炎（过敏性紫癜发展后期阶段）主要表现为血尿，可在过敏性紫癜方基础上，减当归、川芎、甘草、墨旱莲，加白茅根 30g、藕节 10g、大蓟 10g、小蓟 10g，连用数周可效。

21. 下肢丹毒的治疗原则为凉血清热、解毒化瘀。临证常用下药组方，白花蛇舌草、赤芍、生地黄、丹参、忍冬藤、络石藤、苍术、黄柏、萆薢、土茯苓、薏苡仁、虎杖、怀牛膝、丝瓜络，诸药相伍可使热毒清、湿热除、络脉畅，故收效好。

22. 下肢深静脉血栓形成，多属湿热蕴结，气血凝滞。临床治疗可在活血化瘀、消肿散结的基础上，重用连翘30~60g、皂角刺 10~20g，常收佳效。

23. 慢性手足湿疹可用下方煎水熏洗有效。方药为藿香15g、佩兰 15g、黄精 20g、马齿苋 30g、苦参 10g、黄芩10g、黄柏 10g、伸筋草 6g、翻白草 20g，水煎熏洗浸泡患处，日 1~2 次，1 剂药可连用 2~3 日。

24. 湿疹症见皮肤潮红、丘疹、疱疹、皮肤糜烂渗出、瘙痒。药用土茯苓 30~60g、苦参 9g、荆芥穗 6g、白鲜皮 12g、地肤子 12g、刺蒺藜 12g，水煎服，日 1 剂。忌浓茶、烟、酒、辛辣食品及海鲜、羊肉。

25. 慢性荨麻疹可用经方麻黄连翘赤小豆汤加蝉蜕、赤芍、牡丹皮、防风、荆芥治之。临床上常用处方及用量为麻黄 6g、连翘 12g、苦杏仁 3g、桑白皮 12g、赤小豆 30g、炙甘草 3g、蝉蜕 15g、赤芍 10g、牡丹皮 10g、荆芥 6g、防风6g、生姜 3 片、大枣 4 枚，水煎服，日 1 剂。方中麻黄为主药，日本吉益东洞《药征》谓其："主治喘咳，水气也。旁治恶风、恶寒、无汗、身痛、骨节痛、一身黄肿。"方中赤小豆解毒利水消肿，可治皮肿溃烂流水。

26. 治荨麻疹可用益母草30g、炙麻黄3g、生牡蛎15g、冬瓜皮6g，有良好的疏风除痒之功。

27. 痤疮的治疗不可一味清热解毒，应注意养阴以治本。养阴可取增液汤，清虚热可选桑白皮、知母、黄柏，清利湿热可用白花蛇舌草、虎杖，活血化瘀可选焦山楂、丹参、赤芍。脓疱多者加蒲公英、紫草、紫参、紫花地丁，前额痤疮者加栀子、黄连，两颊痤疮多者加龙胆草、夏枯草，鼻部痤疮多者加葛根、石膏，口角痤疮多者加藿香、佩兰、黄精，下颌痤疮者多加女贞子、墨旱莲。

28. 炙枇杷叶、栀子相配可清肺胃之热，与薏苡仁、白花蛇舌草相配伍可用于痤疮的治疗，常用方药为炙枇杷叶12g、丹参15g、牡丹皮9g、栀子10g、苦参10g、薏苡仁15g、白花蛇舌草30g、白芷6g、当归10g、赤芍10g、生地黄10g、陈皮3g。

29. 对反复发作的荨麻疹（风疹块）可用黄芪桂枝五物汤加徐长卿、乌梅、茜草、女贞子治疗，疗效甚佳。常用方药为黄芪15g、炒白芍15g、桂枝9~12g、茜草15g、女贞子12g、徐长卿10g、乌梅6g、荆芥9g、生姜3~5片、大枣6枚，水煎服，日1剂。本方亦可治疗皮肤病日久肌肤麻木不仁，久治不愈者，有良效。

30. 治痤疮方：白花蛇舌草20g、野菊花12g、蒲公英

15g、白茅根 10g、赤芍 6g、牡丹皮 9g、炒山楂 10g、生大
黄 3g、紫苏叶 6g、白芷 6g，水煎服，日 1 剂。

31. 治痤疮方：炙枇杷叶 12g、白花蛇舌草 30g、麦冬
15g、生地黄 15g、玄参 10g、白芷 6g、栀子 6g、大黄 3g，
水煎 2 次和匀，分 2 次内服，药渣另煎液，待温后洗患处，日
3~5 次，内服外洗疗效可靠。

32. 下肢静脉曲张熏洗方：生麻黄 20g、桂枝 20g、透骨
草 30g、生艾叶 20g、川芎 15g、生姜 50g、大葱 2 根，水煎
煮 20 分钟，待温度至 25~30℃，熏洗双下肢，每次 20~30 分钟，
每剂药可重复煎 2~3 次，日熏 1~2 次，有一定效果。

33. 治斑秃方：取茯苓 3000g 研细粉，每次 6~10g，白
开水冲服，日 2 次，连用 2~3 个月常收奇效。

34. 少白头三方

（1）肾虚方功用为滋肾阴，益精血，乌须发。药用制何
首乌 15g、生地黄 12g、熟地黄 12g、当归 9g、枸杞子 9g、
菟丝子 9g、补骨脂 9g、女贞子 20g、墨旱莲 20g、桑椹
20g、黑豆 20g、黑芝麻 20g，共为粗粉，每天 20g，水煎煮
散服用，连用 2~3 月有效。

（2）血热方功用为凉血清热，滋阴乌发。方用生地黄
12g、牡丹皮 9g、赤芍 12g、当归 12g、黄芩 6g、制何首乌
15g、女贞子 15g、墨旱莲 15g、桑叶 12g、黑芝麻 20g，用
法同方（1）。

（3）肝郁方功用为疏肝解郁，清热凉血，滋阴乌发。

方用生地黄 12g、牡丹皮 12g、栀子 9g、柴胡 9g、炒白芍 15g、当归 12g、茯苓 12g、白术 12g、薄荷 6g、制何首乌 15g、桑叶 15g、黑芝麻 30g，用法同方（1）。

三方也可配丸药长期服用。

35. 新制生发汤源自《千家妙方》，方药为制何首乌 24g，熟地黄、侧柏叶、黄精各 15g，枸杞子、骨碎补各 12g，当归、白芍各 9g，大枣 3 枚，连服 20~50 剂可效。据称本方对女子脱发效果更佳。

36. 治斑秃基本方为制何首乌、当归各 30g，杭白芍 12g，补骨脂 9g，菟丝子、枸杞子、怀牛膝各 9g，代赭石 6g，莲子心 2g，羌活 6g，连用 30~50 剂可效。本方源自《千家妙方》，经临床化裁常收佳效。

37. 脱发病人饮食调养很重要，要禁食糖类食物或过甜食品，限制摄入肥肉，少吃辛辣之物，多吃新鲜蔬菜。对生发、乌发有调养作用的中药有黑芝麻、核桃仁、桑椹子、何首乌、大黑豆、生薏苡仁、白扁豆、生山楂等。

食醋适量兑入洗发水中，每日洗头 1 次，连用数日即可消除头皮瘙痒，减少头屑，又有乌发之功。

38. 从肝经郁热论治急性腮腺炎疗效好。临床用龙胆泻肝汤加连翘 30g、牛蒡子 10g、夏枯草 15g、酒大黄 6~10g、板蓝根 30~60g，水煎服，日 1 剂，连用 3~7 剂。

39. 临证凡遇骨折病人，均可配合中药进行调治，对骨折愈合、恢复功能大有益处，治疗法则是祛瘀生新、接骨续筋，

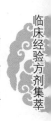

临床经验方剂集萃

常选方药有骨碎补、土鳖虫、续断、地龙、白芍、赤芍、川牛膝、桃仁、红花、鸡血藤、丹参、当归等药。

40.治痛风性关节炎方，葛根40g、苍术10g、黄柏10g、薏苡仁15g、土茯苓20g、秦艽20g、豨莶草20g、老鹳草15g、萆薢15g、透骨草6g、伸筋草6g、炒白芍20g、甘草6g，水煎服，日1剂，连用数周即可控制病情，病情稳定后可单用葛根60g煎水代茶，对预防痛风性关节炎有良效。

41.急性痛风性关节炎可用苍术白虎汤清热，四妙散利湿，选车前子、土茯苓增加利湿之力，用蚕沙、防风疏风宣痹；取忍冬藤、丝瓜络、络石藤清热通络。诸药合为一方，标本兼顾，清热、利湿、宣痹、通络面面俱到，故可收效。中医认为急性痛风性关节炎属于热痹或湿热痹范畴。

42.足跟痛多属局部组织劳损和退变所致，西医多诊为"跟骨骨膜炎"或"跟骨骨刺"。临证可用逍遥散加骨碎补、夏枯草、桂枝、狗脊、怀牛膝治之。中医认为本病多属肝肾亏虚，筋脉失养，复加风寒湿邪所致。故用上方，可使肝肾得补，木气冲和，筋骨得荣，寒湿去除，筋舒痛失矣。

43.临证对骨关节炎见膝关节肿痛，活动不利者，可按痹证辨治，从痰瘀交阻，肝肾亏虚入手可收效。补肝肾常选桑寄生、续断、熟地黄、骨碎补、怀牛膝等，化瘀利水常选茯苓、泽泻、当归、赤芍、牡丹皮、白术。

44.治痛风性关节炎，用四妙散合五苓散加土茯苓、忍冬藤、鸡血藤、络石藤治之，常收良效。

45.骨质疏松症的治疗，重在补肝肾、壮筋骨、健脾益气、活血通络。临证可用淫羊藿 30g、鹿茸 3g、菟丝子 10g、制何首乌 10g、生地黄 20g、红花 6g、熟地黄 30g、骨碎补 15g、生晒参 6g、黄芪 20g、当归 10g、怀牛膝 10g、陈皮 6g、鸡血藤 30g、莪术 6g，共为细粉，每次 3g，一日 2 次，长期服用有较好效果。

46.痛风性关节炎，临证用药均可按急、慢性两型遣方用药。

急性期可用方药：土茯苓 40g、蚕沙 15g、忍冬藤 40g、萆薢 10g、牡丹皮 10g、生地黄 20g、延胡索 15g、红花 6g、川牛膝 10g，水煎服，日 1 剂。

慢性期可用方药：土茯苓 30g、生黄芪 15g、炒白术 10g、炒苍术 6g、薏苡仁 20g、桑寄生 10g、防己 10g、追地风 10g、木瓜 10g、忍冬藤 15g、独活 10g、川牛膝 10g，水煎服，日 1 剂。

47.风湿性关节炎可用方药：赤芍 30g、炙甘草 10g、威灵仙 20g、鸡血藤 30g、当归 10g、豨莶草 30g、老鹳草 15g、伸筋草 6g、透骨草 6g，膝关节肿痛加黄芩 20g、独活 6g，膝关节疼痛活动后加重加骨碎补 15g、皂角刺 20g，效佳。

48.膝关节关节腔积液属中医鹤膝风范畴。古人认为其成因有二，一为水湿入骨，二为风湿入骨。临床治疗可以清热解毒，祛风除湿之剂，临床可选下药组方：土茯苓 30~60g、桑叶 15g~30g、薏苡仁 20~30g、忍冬藤 20~30g、川牛膝 6~9g、泽泻 9~15g、木蝴蝶 6~9g、透骨草 6g、陈皮 3g，水煎服，日1剂，连用20~50剂。

49. 骨痹四药（豨莶草、老鹳草、伸筋草、透骨草）与黄芪相伍对类风湿关节炎效果好。本方可作为该病的首选方，临证加减常收良效。

对一些皮肤溃疡长期不能愈合的病人，可用中医补地气的方法治疗，即采用补益脾土的方法，疗效极佳。此得益于中医五脏相生理论，脾为土，土能生金；肺为金，肺主皮毛。皮肤溃疡长期不愈合是由于脾土虚，导致皮肤损伤后修复功能不足，中医称为"土不生金"，可用下方：黄芪15g、党参10g、当归3g、茯苓10g、生甘草3g、穿山甲6g、皂角刺6g、陈皮3g、炒谷芽30g、炒麦芽30g、炒白芍10g、生白芍10g、赤芍10g、红花2g，水煎服，日1剂。同时，用马应龙麝香痔疮膏常规换药，可收良效。

50. 痹痛日久、寒瘀凝结、下肢冷痛、沉寒痼冷，宜温暖下元、逐寒通络，可选淫羊藿、巴戟天、补骨脂、制附子、炙麻黄之属，亦可用阳和汤加味治之。

51. 类风湿性关节炎临床表现多为本虚标实，治疗以滋养肝肾为主，不可长期服用祛风除湿之品，激素为忌用之药。笔者治疗本病常选骨痹四药（豨莶草、老鹳草、伸筋草、透骨草）、新骨痹四药（黄芪、淫羊藿、怀牛膝、川芎）、新益肾四药（桑寄生、续断、枸杞子、功劳叶）三组药物组方。根据病情随症加减治疗本病，疗效优于其他方药。

52. 足跟痛

（1）足跟痛可用丹参 20g、怀牛膝 15g、猫爪草 20g，水煎服，药渣煎汤泡足。方中猫爪草化瘀散结、解毒消肿，对本证有特效。

（2）足跟痛亦可单用夏枯头（夏枯草花穗）50g、食醋 2.5 千克先浸透，再加热浸洗患足 20~40 分钟，日 2 次，药可用 3~5 天，醋可连续用，一般 3~5 剂即见效。

（3）足跟痛二药紫丹参 30g、怀牛膝 30g，水煎服，日 1 剂，连服 10~15 剂有效。

（4）普通食醋 2~2.5 千克加热浸泡双足，对足跟痛、足跟皮肤干燥有效。每天 2~3 次，每次 20~30 分钟。

53. 老年性跟骨退行性病变，可在应证药物中加入补骨脂、骨碎补各 10g；瘀血明显者，可与丹参 30g、怀牛膝 30g 同用，效更佳。临床上对老年人足跟痛也可用夏枯草 50g，用食醋 3 千克浸透加温后泡足跟，日 2 次，醋少时可随时兑入，1 剂可用 1~2 周，药 3~5 天换一次。

54. 急性乳腺炎，可用蒲公英 60g、金银花 20g、连翘 20g、皂角刺 20g、甘草 10g，水煎服，日 1 剂；重者日夜服 2 剂，一般 3~4 日即愈。

55. 急性乳腺炎属中医乳痈范畴。乳痈初期至成脓期多为实热之证，临床用药多选清热解毒之品，但用药不宜过用寒凉，过用寒凉会使乳房结块难以消尽，形成慢性炎症，同时中焦阳气受损，影响运化，更使本病缠绵，尤以大量应用抗生素造成

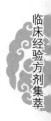

临床经验方剂集萃

141

危害更重。

乳痈初期为乳汁郁积，化热肉腐所致，不是真正的感染性炎症，抗生素应用是无效的，临床单用抗生素往往疗效差。初期可用鹿角粉 2~3g 热黄酒冲服，日 2 次。黍米 50g 炒焦存性，黄酒冲服，盖被取微汗，1~2 日即愈。

成脓期是乳房结块肿痛，局部肤温灼热、焮热跳痛，便结口干，此期为热毒炽盛。可重用蒲公英 30~60g、金银花 30~60g、瓜蒌 30~40g、丝瓜络 6g，水煎服。

56.乳腺炎初期未化脓者，可用赤芍 90g、生甘草 30g、皂角刺 20g，水煎服。

57.治乳腺增生方：柴胡 12g、当归 15g、赤芍 15g、川芎 9g、青皮 6g、郁金 10g、炒香附 10g、半夏 6g、全瓜蒌 20g、浙贝母 10g、茯苓 15g、荔枝核 10g、橘核 10g、丝瓜络 30g、白芷 6g、夏枯草 20g，水煎服，日 1 剂，连用 10~30 剂，可望收到良效。

58.治乳腺增生时，可在应证方药中加入山慈菇、露蜂房、夏枯草三药，有化痰解毒散结之功，验之效佳。

59.临床对西医确诊为亚急性甲状腺炎可用银翘散加减治之，有良效。方药为：夏枯草 20g、山慈菇 15g、赤芍 10g、紫草 10g、紫花地丁 10g、紫参 10g、忍冬藤 30g、连翘 30g、橘叶 10g、牛蒡子 10g、淡豆豉 20g、炒栀子 6g、桔梗 6g、柴胡 6g、甘草 6g，水煎服，日 1 剂，3 周为一疗程。

60.急性甲状腺肿大多为血热和火毒蕴积于颈前，可从清热解毒、凉血活血入手，常用药有白头翁、白蛇合剂、紫参、紫草、紫花地丁、赤芍、生地黄、玄参、忍冬藤、青蒿等，可收良效。病久，硬结不散可加桃仁、夏枯草、蒲公英、猫爪草、山慈菇等。

61.临证凡遇咽痛、颈下肿胀发热，西医诊为急性甲状腺炎，中医证属热毒壅盛，痰瘀互结者，治疗可从清热解毒、凉血活血、化痰散结入手，选用下方常收良效。方药为白花蛇舌草30g、白茅根20g、赤芍10g、紫花地丁15g、蒲公英30g、紫草10g、紫参10g、连翘30g、山慈菇6g、青蒿15g、生地黄20g、牡丹皮10g、山药15g、竹叶6g、金银花15g，水煎服，日1剂，服2~3周。

62.颈部淋巴结肿大，可取白头翁30g、乳香6g、没药6g、柴胡6g、竹茹6g治之，可收理气散瘀、消结通络之功效。

63.脱肛病人可用升陷汤加马齿苋治之，有良效。头煎二煎内服，三煎熏洗患处，用量为常用量，一般7~10天见效。

64.治痔疮肛门肿痛方：茜草15g、大黄3g、虎杖15g、地榆10g、金银花3g、胖大海3g。水煎服，连用1周可效。

65.肛门疾病坐浴方：槐花10g、芒硝15g、明矾10g、黄柏10g、马齿苋20g、徐长卿10g、炒艾叶10g、炒荆芥穗6g。本方煎水坐浴，通过药力可使肛门局部经络疏通，气血流畅，可消水肿、减疼痛，促使局部炎症吸收，缓解肛肠病造成的不适和痛苦。

66.治痔疮效方：豨莶草30g、马齿苋30g、金银花20g、槐花 15g、黄芩 15g、地榆炭 30g、大黄 30g、荆芥穗炭 10g、败酱草 20g，各药和匀，共为细末，炼蜜为丸，9g/丸，1丸/次，日3次。本方有解毒凉血、泻火通便、化毒消痔的作用。一般服一丸即效，亦可取粉 5g 冲服，日3次，效果亦好。临证验证多例均效。

67. 混合痔术后肛门局部疼痛水肿，可用下方内服，有满意疗效。方药可用黄芪 20g、生白术 30g、太子参 15g、槐花 6g、败酱草 15g、黄柏 9g、生甘草 6g，水煎服，日1剂，连用 5~12 剂即效。本方补益肺脾，凉血清热，利湿消肿，使正气充，湿热清，而效矣。需要提醒的是，患者因术后局部血络受损，致血行不畅而出现肿痛，内服药不可应用活血化瘀之品，以免血溢脉外，致术后大出血。

68. 外痔四药为金银花、虎杖、黄柏、败酱草，清热利湿消肿，善治湿热下注大肠，蕴阻肛门者。

69. 临床上治疗血栓闭塞性脉管炎可用下方，久服有效。当归 30g、金银花 60g、玄参 20g、生甘草 15g、川牛膝 30~60g、丹参 30g。

70. 急性阑尾炎可用柴胡 15g、枳实 10g、赤芍 30g、金银花 30g、生甘草 10g、牡丹皮 9g、黄柏 6g、当归 10g、赤小豆 30g、重楼 10g、蒲公英 30~60g、连翘 30g，水煎服，日1剂，连用 3~12 剂可效。

71. 慢性膝关节滑囊炎见关节肿痛、关节腔积液者可用桃仁 9g、红花 5g、当归 10g、赤芍 6g、生地黄 20g、川芎

6g、白芥子 6~9g、透骨草 10g、松节 6g、功劳叶 10g、川牛膝 10g，药渣局部热敷，日 1 剂，水煎服，连用 15 剂为一疗程。

72. 冻疮所致的手足溃烂，用当归四逆汤加味可以治愈。常用方药为当归 9g、桂枝 6~9g、炒白芍 9g、炙甘草 6g、细辛 3g、川木通 3g（或小通草 3g）、大枣 6 枚、佛手 3g、淫羊藿 15g、黄芪 15g，水煎服，日 1 次。

73. 甲亢四药为夏枯草、僵蚕、浙贝母、山慈菇。其中夏枯草调肝气，平肝火，散肝郁，活血散结；僵蚕祛痰散结；浙贝母化痰散结；山慈菇善消结块。临证可以此四药为主辨证论治，或疏肝理气散结，或清热降火、化痰散结，或气阴双调，软坚散结，可收良效。

74. 治坐骨神经痛方：狗脊 15g、炒杜仲 10g、怀牛膝 10g、薏苡仁 10g、木瓜 12g，水煎服，饮时兑黄酒适量为佳。

75. 治下肢丹毒方：生地黄 30~60g、牡丹皮 10g、赤芍 9~15g、金银花 20~30g、连翘 10~20g、黄柏 9g、薏苡仁 12g、紫草 15g、萆薢 12g、生大黄 9~15g、川牛膝 9g，水煎服，日 1 剂。

76. 临证凡见火毒热证，即可重用连翘、金银花、生甘草，可收奇效。笔者曾用金银花 90~120g、连翘 20~30g、生甘草 20g、栀子 6g、赤芍 15g，治愈一例人中疔患者，3 剂效，7 剂肿消病愈，效果优于大剂量抗生素。治疗火毒大症非重剂不能见效。

77.治疗脱疽，地鳖虫为必用之品，止痛效果优于其他药。临床上对血栓闭塞性脉管炎等周围血管病所致足趾疼痛，均可在应证方药中加入本品，疗效确切。验方止痛通络散可在实践中应用，其配方如下：延胡索 30g、三七粉 15g、水蛭 10g、土鳖虫 15g、穿山甲 3g、蜈蚣 1 条、全蝎 6g、川牛膝 10g、佛手 6g，共为极细末，取药粉 1~2g 温开水冲服，日 1~2 次。本方通络止痛，凡遇足趾麻疼，不论寒热均可用之，若用黄酒送服，效果更佳。

78.骨折后期肿痛已消者，可用补肾接骨诸药组方治之。可选下药：熟地黄、白芍、当归、续断、骨碎补、补骨脂、赤芍、枸杞子、伸筋草。

妇　科

1.敦煌三味蛇床方由蛇床子、五味子、远志三味药组成。据临床观察，该方可促使排卵型月经失调恢复正常，在治疗排卵障碍性不育方面有显著疗效，可在实践中进一步探索。方中蛇床子温肾助阳，五味子补肾固精、宁心安神，远志交通心肾、安神定志，三药有补肾益精、宁心安神之效。

2.临证凡见妇人月经量少或月水不按月来者，可从血虚肝郁入手进行调理。可用逍遥散加熟地黄、制何首乌、续断、炒杜仲补肝肾调冲任，加丹参、鸡血藤、透骨草、泽兰活血通经，加炒酸枣仁、柏子仁养心通经。

3. 痛经四药：炒白芍 30g、延胡索 12g、炒香附 9g、炙甘草 10g。本方适应证为经期腹痛，经色暗红有块或伴胸胁、乳房胀痛，舌质暗，脉沉或沉涩。诸药可调气血、通血脉、散瘀止痛。

4. 经行吐衄可取骨碎补 10g、补骨脂 10g、刺蒺藜 10g、女贞子 15g、墨旱莲 15g、白茅根 30g、栀子炭 6g、酒大黄 3g、怀牛膝 10g，每月经前一周煎服上药至经至，连服 3~5 周期，即可治愈。

5. 女子痛经五药：制香附 12g、当归 12g、延胡索 15g、吴茱萸 3g、肉桂 2g，水煎服，日 1 剂。

6. 妇人经期感冒发热，寒热往来，胸胁疼痛或满闷，少腹疼痛，心烦少寐，神志恍惚，夜间重。可用方药：柴胡 15g、清半夏 6g、黄芩 12g、生地黄 15g、牡丹皮 9g、桃仁 9g、红花 15g、青蒿 20~30g、郁金 10g、石菖蒲 10g、蒲公英 30g、紫苏叶 6g、香附 9g，水煎服，日 1 剂。

7. 经期鼻衄可用下方治之，桑白皮 15g、生白芍 20g、赤芍 15g、炒白芍 15g、栀子炭 10g、怀牛膝 10g。

8. 室女闭经或月经量少、经期不准者，可用四物汤加鸡内金、乌药、炒香附治之，常收佳效。

9. 绝经期抑郁症的治疗，可用六味地黄丸合丹栀逍遥散、酸枣仁汤，三方合用可收补肝肾、疏肝郁、宁心安神之殊功。配合心理治疗效果更好。更年期综合征可用二仙汤加益母草、

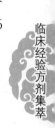

临床经验方剂集萃

紫草治疗，有良效。

10. 更年期综合征的治疗：二仙汤（仙茅 9~12g、淫羊藿 9~15g、巴戟天 9~12g、当归 6~15g、知母 9~12g、黄柏 6~9g）为治疗更年期高血压的专用方，用时可加怀牛膝、石决明、桑叶。

加减应用：更年期综合征，加紫草、益母草；更年期烘热汗出者，加桑叶 30g、龙骨 20g、牡蛎 20g；更年期心悸失眠，合龙眼肉、茯苓、龙骨，或合夜交藤预知子汤；更年期肢体烦痛，加白芍、甘草、木瓜；更年期精神障碍，合温胆汤；更年期月经不调，加茜草、海螵蛸合上四物汤；更年期夜间五心烦热，加玄参、栀子。

11. 对妇人少腹隐痛，腰骶部酸痛，带下量多者可取下方治之，当归 15g、黄芪 20g、车前子 10g（包煎）、三棱 6g、莪术 6g、蒲公英 30g、败酱草 15g、党参 15g、炒白术 15g、延胡索 20g、木香 6g、桑寄生 10g、枸杞子 10g、柴胡 10g、小茴香 6g，水煎服，日 1 剂。

12. 妇人赤白带下，气味奇臭，可用苍术 12g、地榆 30g，水煎服，日 1 剂。

13. 带下病外洗效方：苍术 10g、黄柏 10g、蛇床子 12g、花椒 6g、土茯苓 30g、苦参 20g、荆芥 6g，水煎外洗阴部或坐浴，1 剂药可连用 2~3 天。

14. 治女子无排卵性不孕方：菟丝子 15g、淫羊藿 20g、炒杜仲 12g、熟地黄 20g、枸杞子 12g、淮山药 15g、山茱萸

10g、当归15g、川芎6g、木香6g。山药健脾助孕，寓土生万物之义。其治疗原则为助肾阳、养精血、健脾胃、化瘀滞。月经第5天开始服，日1剂，水煎服，连用14天即可停药，待下次月经至后再服14剂，连续调理3~4月有效。

15.治疗胎萎不长或胎停育，根本原因在肾虚、精血不足、命门火衰、冲任失养。治疗原则为补肾益精，生血壮母。常用药有桑寄生、续断、炒白术、山药、生黄芪。胎热加黄芩，有郁加香附，失眠加炒酸枣仁、柏子仁，胃纳少取小米炒黄20g入药同煎。治疗本病重在肾脾的调治，肾主生殖，为生育之本，肾为精血之海，脾为生化之源。其理可在实践中感悟。

16.回乳方：生麦芽60g，炒莱菔子30g（打碎入药），煎水频频饮用，连用数日，乳汁即回。

17.妇人产后身疼，俗称产后风。为虚实夹杂之证，本为气血亏虚，标为瘀血痹阻，风寒湿邪侵袭。临证遣方用药以补气养血为主，辅以活血通络、祛风除湿、散寒止痛。补气养血可择黄芪、当归、桂枝、白芍、熟地黄、白术，活血通络选丹参、鸡血藤、川芎，祛风除湿可酌情选用防风、秦艽、豨莶草、独活、伸筋草，久病及肾选桑寄生、续断、炒杜仲，通达任督可选丝瓜络、瓜蒌，哺乳者切忌在应证方药中加入桔梗。

18.产后缺乳可在应证药物中加入蒲公英、沙参，有通乳络、生津液之功，对增加乳汁大有益处。产后催乳可用猪蹄甲（即猪蹄壳）50g，煎汤泡药，其功类似穿山甲，价廉易得。

19.孕妇患尿路感染出现尿急、尿频、尿痛者，可用白花蛇舌草 20g、白茅根 20g、蒲公英 30g、连翘 12g、竹叶 3g，煎水饮用，效佳。本方湿毒可解，心火可清，三焦可通，善祛湿热而正气不伤。

20. 活血化瘀药当归、川芎、红花、桃仁、赤芍与五颜六色方合用治疗妇人黄褐斑有效。

21. 妇人淋证久治不愈，属水饮内停，湿热留滞，取五苓散合小柴胡汤治之，效佳。临证观察服用本方需 3~5 周疗效方显。

22. 临证对年轻女性常因工作紧张或气候变化出现胸胁不适，四肢厥冷或见颈肩酸痛，或肢体烦痛者，常取柴胡、炒白芍、枳壳、当归、川芎、桃仁、红花、甘草、姜黄、桂枝、鸡血藤治之，有良效。

23. 治妇科炎症外洗方：取苦参 25g、黄柏 15g、蛇床子 15g、荆芥 15g、土茯苓 15g、五倍子 5g、明矾 5g，水煎熏洗外阴处，或用冲洗器先冲阴内约 20 分钟后再洗阴部，日 1~2 次，连用 7~10 天。方法简便，疗效可靠，1 剂药可用 2 天。

24. 临证凡遇妇人情绪不稳，时常悲伤欲哭或病后心神不宁者，均可从调治心脾入手，取甘麦大枣汤治之，常收良效。

25 治慢性盆腔炎，用桂枝茯苓丸加黄芪、大血藤、败酱草、延胡索、益母草、橘叶、香附、乌药、莪术、蒲公英，有良效。

26. 妇人面色无华即可认定为当归芍药散证，验之即效。

27. 妇人手掌皲裂，指肚皮肤粗糙，爪甲不荣，甲床出现倒卷皮，询问可知多有月经不调或闭经，用温经汤治之即效。

28. 中年妇人口干、手足心热、心烦、夜间足部喜露于外者，可用丹栀逍遥散治之，收效良好。

29. 老年性阴道炎或外阴瘙痒可用下方煎汤熏洗之，常收良效。方药为生地黄 20g、川木通 6g、竹叶 10g、生甘草 10g、苦参 10g、百部 20g、仙鹤草 20g、五倍子 15g，水煎 2 次留汁 1000ml，待凉放冰箱内存放，应用时取药汁 100ml 兑入凉白开加温或兑入开水适量冲洗阴道，日 2~3 次。

30. 胸胁胀痛、妇人痛经，证属肝气郁结者可取刺蒺藜 15g、柴胡 10g、炒香附 10g、炒白芍 30g、佛手 6g 治之，数剂即效。

31. 治盆腔炎高热不退方：柴胡 30g、黄芩 12g、党参 10g、半夏 6g、炙甘草 6g、羌活 6g、蒲公英 30g、金银花 20g、连翘 20g、青蒿 30g、生石膏 15g、知母 10g、天花粉 10g、淡豆豉 20g、炒栀子 10g，水煎服，日 1 剂，连用 3 剂 热退，上方随症加减调理 2~3 周即症失。

盆腔炎主症为少腹疼痛、发热、带下色黄。自拟方用柴胡 15g、黄芩 9g、清半夏 6g、太子参 15g、生甘草 6g、炒苦杏仁 6g、薏苡仁 10g、白豆蔻 10g、败酱草 30g、蒲公英 30g、金银花 30g、连翘 20g、紫苏叶 2g、黄连 2g、炒栀子 10g、淡豆豉 20g，水煎服，日 1 剂。本例患者口黏苔黄腻、发热、干呕，服本方 3 剂，发热退，少腹痛减，连用 2 周，舌苔变薄白，干呕去，改为 2 日 1 剂，调理 3 周，症状消失。

32. 幼女性阴道炎属中医"阴痒"范畴。多因小儿稚阴稚阳之体，抗病能力低下，外阴不洁，湿毒之邪内侵所致。病原体有葡萄球菌、链球菌及大肠杆菌等，也可由滴虫或霉菌感染引起。处方用治肾六药加金银花、败酱草、蒲公英、知母、黄柏、地肤子、苦参。

33. 穿山甲、皂角刺、路路通、麦冬相伍，有活血通络、消散积聚之功，与四逆散合用可用于输卵管堵塞的治疗。服药中若出现少腹痛加重或疼痛者，此为"病药相争"，其效更捷。

34. 治宫颈癌方（中药代化疗方）：白花蛇舌草30g、半枝莲20g、败酱草15g、大黄6g、金银花20g、桃仁9g、川牛膝10g、连翘30g，水煎服，日1剂。

35. 妇人阴部或阴道口、阴道内瘙痒，严重者痒痛难忍，坐卧不宁，白带量多而稠，尿色黄赤。方药为柴胡9g、黄柏6g、茵陈15g、白花蛇舌草20g、川楝子9g、焦栀子6g、蛇床子10g、苦参10g、百部15g、仙鹤草30g，水煎服，药量稍多煎一些，日服3~6次，煎药渣可熬水熏洗患处。

36. 治产后癃闭方：黄芪、党参补肺脾，白术、白扁豆健脾，桂枝、乌药温肾，升麻、桔梗主升，茯苓、通草主降，大葱通气开窍。本方可调整三焦气化功能，上升下达通畅小便，本方也可治疗虚性水肿。

37. 治卵巢囊肿方：柴胡6g，当归、赤芍、白术、青皮、枳实、牡丹皮、桃仁、红花、三棱、莪术各9g，煅瓦楞15g。适应证为卵巢囊肿或卵巢积水，小腹有肿块，月经量少，腹中隐痛，脉沉弦。

扫码领取

• 学【中医理论】
• 听【方剂知识】
• 诵【方剂歌诀】
• 品【名医故事】

儿 科

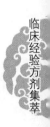

1. 小儿癫痫以心脑神机失用为本，风火痰瘀为标。脏腑阴阳失调，神机失控为病机关键。有反复发作，久治不愈之特点，以益肾填精、豁痰息风为治疗大法。临证可用下方治之，方药为紫河车30g、天麻20g、蝉蜕30g、钩藤20g、全蝎10g、僵蚕15g、白矾6g、郁金15g、川芎3g、白芷6g，共为细粉装胶囊，0.3g/粒。3岁以内1粒/次，日2次；3~5岁服2粒/次，日3次；5岁以上3粒/次，日3次；成人服4~5粒/次，日3次，忌食甲鱼、蛇肉、羊肉、狗肉和辛辣食品，病情控制后用量减半，也可单独服用市售牛黄抱龙丸、琥珀抱龙丸，均有效验。同时要常规服用抗癫痫西药，治疗时间不少于6个月，中药无不良反应。

2. 小儿退热散中有羚羊角、水牛角，二味按1∶5比例加工细末装瓶备用，每次0.5g温开水冲服，日2~3次，二药合用可清心肝之邪热，又能定惊安神，止高热抽搐，验之有效。

3. 治小儿急性高热方：柴胡6g、黄芩6g、生石膏20g、甘草6g、羌活6g、蒲公英15g、板蓝根20g、大青叶3g、贯众3g、蝉蜕3g、僵蚕6g、青蒿6g、荆芥3g、薄荷3g，全方温凉兼施，使邪热由表里双解，达截断病理传变之势。

临床经验方剂集萃

4. 小儿外感发热多夹食滞者可用下方治之，金银花15g、连翘9g、生石膏15g、蒲公英20g、羌活6g、板蓝根20g、大青叶6g、炒莱菔子6g、知母6g、青蒿10g、炒谷芽10g、炒麦芽10g、山药6g、生甘草6g，水煎服，日1剂。

5. 治婴幼儿腹泻方：山药300g、车前子30g、鸡内金30g，三药共为细末，每次10g与炒面粉适量打粥食用，日2次，连用数日即效。方中山药健脾止泻，车前子利尿助山药止腹泻，鸡内金消食开胃，炒白面补气健脾。

6. 小儿便秘久治不愈可取炒莱菔子、生何首乌、连翘、瓜蒌仁、苦杏仁、郁李仁、生白术、枳壳组方治之，有良效。

7. 临证见小儿禀赋不足，久患疾病，耗损阴血而致便秘者，可用四物汤加瓜蒌仁、核桃仁、桑椹、生何首乌、柏子仁、虎杖治之，养血为主，兼以润肠，方收效验。

8. 小儿食积时常腹痛、腹泻，可用自拟和胃通腑方推逐，然后用异功散合平胃散研粗粉，煮散服以安胃气。和胃通腑方：枳实、枳壳、炒槟榔、牵牛子、炒莱菔子、大黄。

9. 脾胃主一身之营卫。若营卫不和，脾胃气机不畅，常为小儿厌食症原因之一，此类型之小儿厌油腻，消导不宜，补之助热，可用方药：石斛10g、炒谷芽30g、炒麦芽30g、神曲10g、佛手3g、桂枝3g、炒白芍6g、炙甘草3g、大枣3~4枚，水煎服，日1剂。

10. 小儿慢性腹泻多源于脾胃虚弱，可用黄芪6~12g、太子参 6~12g、炒白术 9g、陈皮 3g、升麻 3g、炒白芍 15g、羌活 3g、防风 3g、炙甘草 3g、石斛 6g、炒谷芽 30g、炒麦芽 30g。本方益气升阳，调整脾胃，增强体质，疗效可靠。

11. 小儿厌食症的治疗重在滋养胃阴。因小儿厌食多属胃阴不足，胃不磨谷所致，健运脾胃时一定要顾护胃阴。常用方药为石斛 10g、麦冬 10g、山药 10g、太子参 6g、连翘 5g、瓜蒌 5g、炒莱菔子 6g、炒谷芽 30g、炒麦芽 30g，水煎服，日 1 剂。

12. 小儿不明原因腹痛，可用方药：炒白芍 6~12g、甘草 3~6g、乌梅 6~12g、黄连 2~6g、川椒 3~6g、牵牛子 3g、槟榔 6g，水煎服，日 1 剂。

13. 小儿脾虚疳积，食少、消瘦、易汗出。可用薏苡仁 15g、山药 20g、大枣 6 枚、大米 30g，煮粥养之，常服有效。

14. 小儿咳嗽久治不愈，多因中焦痰食停滞、腑气不降、气逆上冲所致，运脾消食、化痰止咳常收效果。常选药物为平胃散加焦三仙合止嗽四药；若痰食内停生热见夜寐不宁，易发脾气，舌边尖红，苔黄腻即可用平胃散合温胆汤加连翘、蝉蜕、神曲治之。

15. 治小儿痉挛性咳嗽方：仙鹤草 15g、荆芥 5g、蝉蜕 5g、桔梗 5g、五味子 3g、百部 5g、紫菀 5g、枳壳 2g、甘草 2g。方中仙鹤草有补虚扶正、清肺热、镇咳嗽之功，尚有防止久咳剧咳损伤肺络之作用。

16. 治小儿咳嗽初起效方：咳嗽初起邪在肺卫，用下方数剂咳即平。桑叶 3~6g、紫苏叶 3~6g、浙贝母 3~6g、前胡 6~9g、橘红 2~3g、板蓝根 20~30g、牛蒡子 3~6g、百部 6g、炙枇杷叶 5~6g、白前 6g、白花蛇舌草 20~30g，水煎服，日 1 剂。

17. 小儿咳喘、胸闷日久、短气自汗，可用人参 2g、紫苏叶 3g、紫苏梗 3g，煎汤频频服有良效。

18. 治小儿腮腺炎方：白花蛇舌草 20~30g、赤芍 6~9g、白茅根 10~15g、忍冬藤 20~30g、野菊花 10~15g、紫花地丁 10g、板蓝根 20~40g、石斛 10g、生甘草 6~10g、夏枯草 10g、浙贝母 6g、玄参 10g。一般连服 3~5 剂即见效。如果患处肿胀明显，加连翘 10g、柴胡 6g；如果高热不退可用柴胡注射液滴鼻，每次 1~2 滴，日数次；或柴胡注射液肌注，日 2 次。

19. 小儿慢性扁桃体炎出现扁桃体肿大，常因感冒而加重，反复发作，对儿童发育危害大。临证可用玉屏风散加味治之，常收良效。笔者常用方药为黄芪 6g、防风 3g、炒白术 6g、白花蛇舌草 30g、白茅根 20g、赤芍 6g、板蓝根 6g、牛蒡子 3g、甘草 3g、桔梗 3g、翻白草 6g、蒲公英 10g，水煎服，日 1 剂。本方既可预防疾病发作又可用于临证治疗，可适当常服，对改善儿童体质、减少抗生素使用、促进儿童发育大有益处。

20. 小儿脾肺虚弱易感冒常汗出者，可选方药：黄芪 6g、炒白术 6g、防风 3g、诃子 3g、五味子 3g、浮小麦 15g，水煎服，日 1 剂。

21. 小儿夜啼多为心经积热所致，临床上常用方药，生地黄 3~6g、麦冬 3~6g、黄芩 2~5g、竹叶 1g、灯心草 0.5g、木通 1g、钩藤 6~9g、蝉蜕 3~6g、珍珠母 9~12g、紫贝齿 9~12g、炒谷芽 30g、炒麦芽 30g，水煎服，日 1 剂，一般 3~5 剂即效。

22. 治小儿夜啼方：炙甘草 6g、陈小麦 30g（夜间盗汗可用浮小麦 30g）、大枣 3 枚、蝉蜕 6g、当归 3g，水煎服，日 1 剂，连用 1 周即效。

23. 小儿舌苔出现剥脱或呈现地图舌，多属于脾胃阴虚或脾胃气虚，若兼舌质偏红证明兼有虚热，若兼便秘则证明肠燥乏津。临证常取石斛、玉竹、沙参、牛蒡子、紫菀、太子参、生地黄、麦冬、地骨皮、银柴胡、连翘组方治之，收效好。

24. 小儿因病所致足踝部僵直、活动不便者，可取黄芪 10g、当归 3g、炒白芍 15g、怀牛膝 6g、鸡血藤 15g、川芎 6g、木瓜 10g、透骨草 3g、伸筋草 3g，水煎服，头煎、二煎和匀温服，日 2 次饮用，所剩药渣煎水熏洗患处，坚持服用 1~2 月常收疗效。此药功用为益气活血、舒筋通络。外洗可促进局部血液循环，改善肌肉营养，降低肌张力，提高肌力。

25. 牵牛子与槟榔相伍，下气之力甚速；气行则无痞满后重之患矣，故痢疾可选用，气滞肠胃可选用。小儿伤食时，与

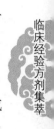

临床经验方剂集萃

平胃散合用，2~3 剂即可收效。

26. 儿童弱视的治疗，应从肾气充足和脾土健运入手进行综合调理。健运脾胃常选药物苍术、白术、枳壳、党参、莪术、炒陈皮；清肝明目取草决明、谷精草、菊花；养肝益肾明目取枸杞子、女贞子、菟丝子。

27. 幼儿嗜睡，呼之可应，转而又睡，一日睡眠在 10~15 小时以上者，可用五苓散合一贯煎治之，有奇效。常用处方为：猪苓 9g、泽泻 15g、白术 9g、茯苓 9g、桂枝 6g、沙参 9g、麦冬 9g、当归 9g、生地黄 20g、枸杞子 15g、川楝子 6g，心烦加黄连 2g; 夜尿多加桑螵蛸 6g，亦可加石菖蒲 6g。水煎服，日 1 剂，连用 7~15 剂而效。

28. 小儿预防感冒方：炒白术 10g、黄芪 12g、防风 3g、白花蛇舌草 15g，水煎服，日 1 剂，连用 3~5 剂。

29. 小儿遗尿效方：车前子 30g、当归 6g、益智仁 10g、补骨脂 10g、五味子 6g、桑螵蛸 10g、覆盆子 10g、菟丝子 10g、麻黄 2g，共为细末，每次 3~6g，太阳落山前服 1 次，睡觉前服 1 次，连用 4~6 周。本方根据石家庄市中医院老中医张银芝大夫家传方进行了加味，方中各味为临床积累。方中用小量麻黄意在兴奋中枢神经，有温肾之功。

30. 产后乳汁自出，证属气血虚弱者，可用八珍汤加桔梗、金樱子、海螵蛸治之，有效。方中金樱子、海螵蛸有收敛乳汁、防止乳溢之殊功。

五官科

1.治顽固性口舌生疮，可用半夏泻心汤加翻白草、蛇莓、蒲公英治之，药汁在中午 12 点前服完，夜间入睡前服食金匮肾气丸 1 丸，连用 7~20 天，效果方著。

2.对顽固口疮要从气阴入手进行调治方效。笔者常遵已故中医前辈杨兰水先生之经验。重用生黄芪 30~60g 为君药，取其补气托疮之功效。取金银花 20~40g 清热解毒兼清湿热，与黄芪合用；择当归 20~30g 养血活血，调和血气而组成顽固性口舌生疮三药，随症加减常收良效。

3.治慢性牙龈炎漱口方，取蛇莓 15g、地骨皮 10g、枸杞子 10g、麦冬 10g，水煎 2 次，留汁 300ml，贮于有盖茶杯内保温，每隔 20 分钟含漱 10ml，口含约 3 分钟后吐出，天冷时药汁内兑入少量开水用，连用 2~3 周可望见效。价廉方便，验之有效。

4.临证对于顽固性口舌生疮的患者，可用补中益气汤加蛇莓、蒲公英、紫参、紫草、紫花地丁治之，常收良效。

5.临证治口舌生疮时若兼见消化不良或素日脾胃弱者，可在应证方药中加入鸡内金 12g、莪术 2g，有良好的效果，屡用屡验。

6. 口舌生疮属寒火交阻者，可取半夏泻心汤加胡黄连、蒲公英治之，泻火化浊、解毒和胃而效。

7. 口有异味，可用佩兰 10g、甘草 6g、厚朴 6g，煮水，待温漱口，饭后 15 分钟漱口为宜，若睡前再漱口一次，消除口臭效果更佳。

8. 慢性舌炎，身体虚弱，舌光无苔，口中灼热不适，饮食少者，可用《证治准绳》清热补气汤治疗。方药为太子参 6g、当归 10g、白芍 10g、麦冬 6g、茯苓 5g、玄参 6g、升麻 5g、五味子 2g、生甘草 2g。上方药量虽少，久服确有佳效，屡验屡效。

9. 对于脾胃虚弱之人患口舌生疮久治不愈者，可取理中丸加翻白草治之，诸药煎好放凉后频频饮之，数剂即愈。此症属脾胃虚寒、肾中虚热逼迫心火上逆所致。冷饮，以遏心火；频饮，胃纳之而不伤胃也。

10. 中医认为青光眼多由风火痰瘀、肝失疏泄、阴阳失调致气血不和，络脉不畅，玄府闭塞，目珠内气血津液不能畅行而为病。现代医学认为青光眼是一种由眼压升高而导致的视神经损伤，视野缺损，严重者可导致失明的眼病，中医可用下方调治，炒槟榔 30g、茯苓 20g、猪苓 15g、泽泻 15g、白术 10g、桂枝 6g、牡丹皮 10g、车前草 30g、夏枯草 15g、龙胆草 6g、羌活 6g、防风 6g、菊花 10g、桑叶 6g，水煎服，日 1 剂。

11. 在治疗原发性青光眼常用中药中，经现代临床或试验研究证实有明显降低眼压的药物有：炒槟榔、车前子、牛蒡子、女贞子、青葙子、蜂蜜、玄明粉、五味子、丹参、葛根，遇此病人可选用。

12. 黑眼圈外洗方：当归 10g、黄芪 10g、芦荟 10g、桑叶 6g，水煎熏洗双目，1 日 2 次连用数周，有一定效果。女子但见双目黑眼圈而无其他不适者可用此方。

13. 目赤肿痛属肝经风热者，可择刺蒺藜 15g、桑叶 10g、夏枯草 20g 治之，常收良效。

14. 红眼病的治疗

（1）野菊花 20g、栀子 10g、防风 6g、木贼草 10g、龙胆草 6g，水煎服，日 1 剂，药渣煎水熏眼。

（2）黄连 1g 去粗皮打碎，放进装有人乳汁的酒盅内，在笼屉里蒸十几分钟，涂于眼皮。

（3）针刺小指远端横纹尺侧端赤白肉际处放血，左眼刺右，右眼刺左，双眼同刺。

15. 双目干涩可用润燥明目四药治之，炒白芍 20~30g、石斛 15~30g、决明子 10~15g、茺蔚子 6~9g，四药可单独应用，亦可加入应证方药中使用。本方可调节泪液生成，肝化液为泪，诸药入肝养阴生津，润燥养目，可有效地保护和修复因干燥所致目损伤。

16. 治红眼病效方：白菊花 10g、桑叶 10g、蒲公英 30g、赤芍 10g、浮萍 6g、大黄 3g，水煎 2 次，每次 15 分钟，2~3 次分服，药渣煮 10 分钟熏洗患处，用药期间忌食"上火"之物，一般 3~5 天即愈。

17. 麦粒肿、霰粒肿眼睑有硬结，红而痛者为湿毒内蕴，宜燥湿与解毒并用，常选金银花、连翘、黄连、黄柏合二陈汤治之；若硬结不红不痛，上药去甘草加海藻、浙贝母、昆布治之，服之有效。

18. 目赤肿痛，可用白芍 20g、菊花 15g、炒栀子 10g，水煎分 2 次服。

19. 化脓性角膜炎多为眼部外伤后感染所致，来势猛多恶化。临证中可用下方治之：

（1）内服可用龙胆泻肝汤加川芎、白芷、细辛、石膏、紫参、白蔹组方，水煎服。

（2）外用熏洗方可用乌梅 6g、芒硝 6g，煎汤熏洗患处，内服外洗效果优于西医方法。

20. 眼病目珠痛入夜尤甚者，可用夏枯草、刺蒺藜、香附、蔓荆子诸药，服下即目痛消失。

21. 青光眼患者眼压高者在辨证用药的同时，可加入槟榔 20g、夏枯草 15g，有降低眼压之效。

22. 临证中药治单纯疱疹病毒性角膜炎效佳。初期可用金银花 20g、连翘 12g、牛蒡子 10g、薄荷 10g、桑叶 10g、菊花 6g、密蒙花 12g、蝉蜕 12g、龙胆草 10g。后期可用生地黄 15g、玄参 15g、知母 10g、天冬 15g、麦冬 15g、天花粉 12g、苦参 12g、龙胆草 15g、枳壳 10g、木贼草 12g、金银花 15g、蝉蜕 10g、菊花 10g、生甘草 6g。

23. 鼻出血可用仙鹤草、生地黄、麦冬、玄参加入应证方药中，有佳效。亦可取生大黄 30g 煎煮 40 分钟，当茶频频饮之；若便干者煎煮 15~20 分钟，饮后大便通畅，鼻衄则宁。

24. 慢性鼻炎可用补中益气汤合苍耳子散治之，慢性鼻窦炎可用补中益气汤合千金苇茎汤加白芷治之，慢性咽炎可用补中益气汤合痞满五药加桔梗治之。

25. 顽固性鼻衄可用生地黄、槐花、三七粉、降香配伍治疗，有殊功。

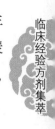

26. 治鼻衄效方：石斛 10g、麦冬 10g、沙参 10g、生地黄 20g、玄参 20g、夏枯草 10g、牡丹皮 10g、荆芥穗炭 6g、茜草 10g、白茅根 15g、藕节炭 9g、大黄炭 6g，水煎服，日 1 剂，数剂即效。

27. 鼻衄可用白芍 20g、炒栀子 20g、竹茹 12g，水煎服，日 2 次，连服数剂见效。

28. 过敏性鼻炎喷嚏连天，流泪，鼻痒，流清涕。方药可用辛夷 5g、苍耳子 5g、黄芩 12g，泡 1 小时，水煎 5~20 分钟，将药汁放入杯内先熏鼻，多次吸入药气，待稍凉后服下，所剩药渣留待下次用，方法同上，日 2 次。本方内外同治，能改善过敏性体质，春秋季常用有良效。

29. 治疗慢性咽炎，单纯利咽散结往往效果不理想，若从肝郁、肺脾气虚入手，常收良效。可取柴胡、橘叶、薄荷疏肝理气，生地黄、当归、炒白芍养血柔肝，黄芪、茯苓、白术、甘草健脾益气补肺，选厚朴、半夏、浙贝母、桔梗散结利咽。若见咽痒加蝉蜕、诃子，咽干加天冬、麦冬，胸闷加牛蒡子、沙参、荆芥，善太息心悸加合欢皮、太子参，胃脘痛、胃脘痞满可合半夏泻心汤治之。

30. 声音嘶哑可用清半夏 6g、木蝴蝶 6g、桔梗 3g、甘草 3g，醋、水各半，煎煮 20 分钟，去渣后趁热加入鸡蛋 1 枚搅匀，频频含咽之，可使药液更好地接触咽喉部，使药效作用发挥。验之临床疗效良好。

31. 临证对良效增生性声带疾病均可从中医慢喉喑范畴考虑，活血化瘀，消肿散结，利喉开音为其治则。常选药物有蝉蜕、青果、玄参、木蝴蝶、桔梗、甘草、猫爪草、浙贝母、蜂房、天花粉、桃仁、赤芍、海浮石、乌梅、炒山楂。用以上药物进行加减治疗有效。

32. 慢性咽炎或干燥综合征，夜间咽喉干燥者可用下药冲水缓缓频饮以滋养肺肾、生津增液，药物有沙参 10g、玄参 10g、乌梅 6g、生地黄 6g、当归 3g，日 1 剂。也可将药渣放冰箱冷藏，次日接着冲水饮用，亦效。

33. 声带息肉可取桂枝茯苓丸加桔梗、炒山楂、乌梅、白花蛇舌草治之，有一定疗效。

34. 外感风热咽痛可用下方收效，药用牛蒡子 15g、蒲公英 30g、羌活 6g、薄荷 10g、甘草 10g、大黄 6g、荆芥 6g、防风 6g、白花蛇舌草 20g，水煎服，日 1 剂，连用 3~6 剂，邪祛毒清，咽痛即消。

35. 牙龈肿痛可取刺蒺藜 10g、骨碎补 10g、蛇莓 30g 治之，效佳。

36. 补中益气汤重用生黄芪 30~60g，加葛根可治顽固性舌痛。本方益气调中提津液，滋养舌体而痛失。

37. 治腮腺炎方：金银花 30g、蒲公英 30g、甘草 10g、白花蛇舌草 30g、白茅根 20g、赤芍 10g、柴胡 9g，水煎服，日 1 剂，连用 3~7 天即效。

38. 失音五药青蒿 30g、仙鹤草 30g、桔梗 6g、蝉蜕 20g、诃子 6g，水煎服，日 1 剂。本方为笔者临床效方，对各种原因所致的声音嘶哑均有效，亦可以本方为主，随症加减，服药期间忌食咸物、辛辣和油炸食品。

39. 老年人残根齿痛，可用知柏地黄丸（改汤剂）加白芷（引药至阳明胃经），可收效。

40. 牙齿松动疼痛自觉"牙长"者，多为肾水不足，可用六味地黄丸加骨碎补、刺蒺藜治之，有效。

41. 牙根冷痛属肾经虚者，可用细辛 3g 煎汤送服金匮肾气丸 1~2 丸，日 2 次。

42. 满口牙龈出血，可用枸杞子 15g 捣碎煎汤，待凉漱口，然后将药汁吞下，日漱数次，效佳。

43. 治急性失音方：青蒿 20~30g、炙麻黄 3~6g、苦杏仁 3~6g、橘红 6~9g、清半夏 6g、茯苓 9g、炙甘草 6g、木蝴蝶 6~9g，水煎服，日 1 剂，连服 1~3 剂即效。

44. 治三叉神经痛方：生白芍 30g、炒白芍 60g、赤芍 30g、炙甘草 30g、炒酸枣仁 20g、木瓜 20g、白芷 6g、钩藤 30g、茯苓 30g，水煎服，日 1 剂，连用 7~30 剂可效。

其 他

1. 桃核承气汤和桂枝茯苓丸加荷叶、麻黄，可治肥胖、银屑病，若合缩腹五药方疗效更好。

2. 颈动脉粥样硬化斑块的治疗原则为益气活血、化痰散结，临证可选下列药物进行防治，有一定作用。常选药物有红参、黄芪、三七、郁金、枸杞子、绞股蓝、川芎、丹参、香附 虎杖、土鳖虫、山楂等。

3. 临证凡见外感病发热初退，诸证渐消而进入恢复期，人体各个系统功能尚未完全恢复者，不可骤增饮食，增加营养而变生他证，可进流质食物如米粥等，保养胃气可使疾病康复，亦可用下方调理，取太子参 6g、陈皮 2g、玉竹 10g、蒲公英10g、炒谷芽 10g，水煎服，日 1 剂，数剂即见效。

4. 治脚气感染方：薏苡仁 60g、苍术 10g、金银花 30g、白芷 10g、赤芍 15g、防风 10g，水煎服。

5. 小腿抽筋辨病治病效方：炒白芍 15~30g、甘草6~12g、怀牛膝 15g、木瓜 15g、薏苡仁 15g，水煎服，日 1 剂。本方主要针对小腿抽筋（腓肠肌痉挛）这个病而设，不论何种类型均有效，如能结合病人的实际情况进行辨证加减，疗效更好。临证时辨病治疗与辨证治疗两手都要用，不可过分强调辨证论治而忽视辨病治疗，只有两手都过硬，疗效才会好。

6. 临证凡遇现代医学之神经疼痛，可在应证方药中加入炒白芍 60~90g、细辛 3~6g、甘草 6~12g，对消除标证有殊功，辨证遣方治本，标本同治，其效甚佳。

7. 解酒毒四药：白茅根 15~30g 有凉血、清热、解酒之功；桑椹滋阴生津，解酒常用量 20~30g；乌梅敛肺生津，可解醉酒除烦渴；葛花解酒醒脾。四药对醉酒嗜酒之人可通过辨证在应证方药中使用，可收一定效果。

8. 戒烟方：鱼腥草 30g，地龙、远志各 15g，藿香、薄荷、甘草各 10g，人参 5g，水煎服，日 1 剂，分 5 次饮用，连服 3~5 剂。

9. 美容三白玫瑰茶：白芍、白术、白茯苓各 6g，甘草 3g，玫瑰花 3g，先用温水烫杯，将上药放玻璃杯内，注入 95℃左右热水，浸泡 10 分钟即可饮用。该茶有补气益血、美白润肤、清除疲劳之功效。本品适用于气血不足所致皮肤粗糙、面黄无华、黄褐斑、面部色素沉积等。

10. 小麦面粉炒黄冲服或打粥食之或加入中药煎剂中冲服，有补心脾、安神、补气敛汗、除烦、稳心之功。小麦的药理作用主要是抗疲劳、增加抗病能力、提高机体免疫力、升高外周血细胞、镇静。小麦为平补之品，服食无禁忌。

11. 临证凡见面红、小腿皮肤干燥、少腹部触按疼痛、舌暗、舌下络脉青紫者，即可用桂枝茯苓丸加减治之，有良效。

12. 颈椎病见头晕、手指发麻者可用下方，方药：葛根

40g、羌活 10g、炒白芍 30g、炙甘草 10g、伸筋草 15g、桑枝 20g、姜黄 6g、佛手 6g、红花 3g，水煎服，日 1 剂，坚持服用 10~20 剂可收良效。

13. 手足心热的病人要忌着急上火，不食辛辣食品，这是因为"气有余便是火"。火热损伤阴血，故会使手足心热加重。小儿手心热多为食火，炒小米煮水饮用即可缓解。

14. 凡见脊背疼者，均可从督脉入手治之，益肾壮督可效。笔者常取狗脊 20g、骨碎补 10g、炙麻黄 6g、熟地黄 30g、细辛 3g，水煎服，日 1 剂，连用数剂即效。

15. 络脉是营卫气血津液输布环流之通路。肾络为络脉之重要分支，其功能正常则可实现藏津贮液、排毒利尿的功能。故对肾性蛋白尿的治疗可从肾络入手，常收佳效。临证常通过滋养肾络、益肾固精、化瘀通络收效。养肾可选黄芪、党参、鹿角霜、仙茅、淫羊藿、枸杞子、炒杜仲等；固肾保精选金樱子、覆盆子、益智仁、山药、鸡内金；通肾络常选水蛭、地龙、蝉蜕、僵蚕等。

16. 荣络四药：当归、白芍、天麻、鸡血藤。四药合用能养肝血，益肝阴，荣血脉。临证常用于痹证日久，肝肾不足之肢体麻木疼痛，有良效。瘀血明显者则用笔者常用之麻痛四药（当归、丹参、僵蚕、鸡血藤）；络脉瘀阻可选四藤汤治之，均有效果。

17. 临证凡见西医诊断为细菌感染性疾病，由于邪毒内留、毒热入血、血热互结、瘀毒并存者可予以清热解毒方治之，有奇效。方药为紫草 10g、紫花地丁 10g、紫参 10g、大黄 6g、三七粉 3g（冲服），日 1 剂，连用 7~10 天，常见佳效。此法不单独使用，可作为西医治疗之辅助，有益而无害。本方已被西医同行认可，称其为"菌毒并治方"。

18. 甘麦大枣汤重在调理心肝之虚所致心肝失养、神魂不宁诸证，临证应用多配以补气药、补血药、安神药，常收良效。补气药多择黄芪、白术，补血药多选当归、白芍，理气药多用柴胡、香附、枳壳、佛手、香橼，安神药多遣酸枣仁、柏子仁、延胡索，调理五脏则与夜交藤预知子汤合方应用。以上思路可用于抑郁症、更年期综合征的调治，收效相当满意。

19. 四逆散合半夏厚朴汤，可调畅气机、缓解心理压力、改善睡眠、减轻咽部堵塞感。临证加夜交藤、虎杖可治焦虑伴睡眠障碍。

20. 临证凡见上肢麻木、胸背疼痛者，均可在应证方药中加入羌活、丹参、鸡血藤三药，常收良效。因三药合用偏走上肢。若阴雨天加重者可再加墨旱莲、马齿苋效更著。

21. 治病不顾脾胃能否承受而蛮用苦寒之品，常常病减而脾胃受伐，变生他证，得不偿失，医者戒之。如需用寒凉之品也要取不伤脾胃之甘寒之品，如生地黄、玄参、蒲公英、连翘、金银花、生石膏、芦根、白茅根、天花粉等。对重症或必用苦寒之品者，也要注意配伍炒白术、茯苓、甘草、大枣、麦芽、神曲之品以护脾胃。此观点为中医先贤之经验，临证时应用确有指导意义，临证遣方用药受益匪浅。

22. 解酒方有解酒护肝的作用，用之临床多效。方药如下：葛根 15g、葛花 10g、乌梅 6g、枳椇子 10g、远志 6g、丹参 10g、玫瑰花 6g、虎杖 15g、陈皮 3g，水煎服，日 1 剂。对节假日饮酒偏多者，可常规嘱其服用本方，对减轻酒精伤害有好处；将酒控制在 90g/ 日，配合服上方，益多而害少；对过量饮酒者，上方对解酒毒、排浊保肝也有一定作用。同时嘱患者适量服用刺五加片、维生素 B_1、维生素 C、维生素 B_2，对排泄酒毒也有帮助。

23. 对外感热病初期难以分辨伤寒、温病者，笔者常取辛温、辛凉合方治之，常收殊功。常用香苏散合甲流六药方，药用炒香附 10g、紫苏叶 10g、紫苏梗 10g、陈皮 6g、甘草 6g、青蒿 20g、黄芩 6g、银柴胡 6g、金银花 15g、连翘 15g、桔梗 6g、地骨皮 10g，水煎服，日 1 剂。若煎药不方便者，也可取市售中成药交替服之，如清热解毒口服液、双黄连口服液、清开灵口服液等。

24. 治疗和预防原发性骨质疏松症和绝经后骨质疏松症，可选下列药物长期调治：淫羊藿、制何首乌、巴戟天、骨碎补、龟甲、鳖甲、山药、熟地黄、当归、杜仲、续断、鹿角霜、狗脊、陈皮。根据病人情况结合四诊综合调治。

25. 临证凡遇血中浊毒内蕴所致高热、皮肤瘀斑、下肢肿胀、遍身疕肿之重症，可用下方治之，常收奇效。药用：土茯苓 60g、紫参 10g、紫草 10g、紫花地丁 10g、大黄 6g(泻毒)、生石膏 30g（消毒）、金银花 30~60g、生甘草 6~10g（化毒）、柴胡 10g、天花粉 15g（散毒）、虎杖 20g（解湿毒）、太子参 10g、黄芪 15g（助正气），水煎服，日 1 剂。饮药时兑入白酒 3~5ml，效更佳。

26. 夜交藤预知子汤：夜交藤 30~60g、预知子 12g、合欢花 9~12g、丹参 15~20g、连翘 10g、炒栀子 10g。对于七情为病，症状复杂，辨证无从下手、无证可辨者，可应用夜交藤预知子汤治之，常收奇效。

27. 夜交藤为何首乌之藤，与何首乌补益作用相同，但轻于何首乌；夜交藤交通阴阳，按现代药理研究，它有镇静安眠的作用；重用 50g 有和胃降逆之功，常与刀豆子相伍。夜交藤与合欢花相配伍可解郁安神；夜交藤与大黄相伍能镇静安眠、交通阴阳、抗精神失常；夜交藤与炒酸枣仁、川芎配伍，可益肝、养心、调达气机、安眠。

28. 大量长期服用甘草可致水肿、血压升高、水钠潴留、低血钾瘫痪等糖皮质激素样不良反应，临床上若与生地黄合用，可明显抑制其不良反应。

抗过敏四药由徐长卿、乌梅、茜草、女贞子组成，凡过敏性体质均可用之。

（1）对过敏性鼻炎，临床可合苍耳子散，再加黄芩清上焦之热，加路路通活血通窍，常收佳效。

（2）体虚易感者可加少量黄芪、太子参，寓含玉屏风散之意也，可细究之。

29. 饮酒过多,醉酒后第二天仍感不适者,若症见口渴少尿,颜面潮红、浮肿、饮水欲呕、头昏脑涨、胸闷气短、乏力者，可用五苓散治之，往往1剂应，二剂效。五苓散治酒客水逆，治方中桂枝用量宜小不宜大，2~3g即可。方药为泽泻12g、炒白术10g、茯苓20g、猪苓20g、桂枝3g，可酌情加入葛根30g、葛花10g、佩兰10g，水煎服，少量频服，服药期间忌肉、蛋、奶、油炸食品。

30.临证可用当归四逆汤温经散寒，四妙勇安汤清热解毒，十全大补汤补益气血。三方合用治疗坏疽期血栓闭塞性脉管炎，可收良效。

31. 秋燥良药有沙参、天冬、麦冬、石斛、百合、玉竹，秋季气候干燥，易耗人体津液，可用上药调之。沙参甘凉柔润，可养肺胃阴液，可治肺虚有热干咳少痰或久咳声哑，或胃阴耗伤、津少口渴；天冬甘寒清润，用于上焦可清肺热、养肺阴，用于下焦可滋肾阴、润燥滑肠；麦冬清心润肺、养胃生津，有祛痰镇咳、强心利尿之功；石斛有滋阴养胃生津之功，临床证实有促进胃液分泌，助消化的作用；百合有润肺止咳、宁心安神之功，临床常用于肺燥和肺热咳嗽，亦可用于热病后余热未清，神思恍惚等；玉竹有滋阴润肺、养胃生津之功，本品补阴不助邪，阴虚外感可用，临床还证实玉竹尚有降血糖和强心的作用。

32. 抗衰老重在精血，有利于精血生化是抗衰老的重要措施。补肾可选熟地黄、何首乌、肉苁蓉，健脾选山药、白术、白扁豆，益气可择黄芪、炙甘草、党参，活血用当归、川芎、赤芍。

33. 活血化瘀法临床上不可滥用，活血化瘀之品不可一味重用、久用，以免损伤胃气，耗损元气。需应用活血化瘀法者可与下方交替服用可纠正其弊，石斛 30g、玉竹 20g、沙参 10g、麦冬 10g、丹参 20g、枸杞子 10g、鸡血藤 30g。一般服用活血化瘀方 10~40 剂后，服上方 10~15 剂。

34. 治肩周炎方：黄芪 20g、防风 6g、赤芍 9g、当归 10g、川芎 10g、白芍 20g、姜黄 6g、羌活 9g、桂枝 6g、丹参 15g、没药 10g。

35. 现代药理学证实，苍术、葛根相配可降血糖，黄芪、山药相配可降尿糖。

36. 生黄芪、益母草、山药、白茅根四药有改善肾功能、消除蛋白尿之殊功。四药有补脾肾涩精固本，活血通络，育阴消肿之功。

37. 临床证实半夏、丹参、川芎、胆南星均有明显镇静安神作用。

38. 老年胸痛多与情志因素有关，可用香附、丹参、降香、丝瓜络、橘络，有良效。

39. 老年人慢性腰腿痛大多属于腰椎退行性病变，即肾虚为本，经络阻滞为标。临床治疗可用腰痛四药（鹿角霜 9~15g、木香 3~6g、白术 9~20g、土鳖虫 6g）加香附 9~12g 治疗，有良效。

40. 调理慢性病，要重视七情因素，处方中可佐合欢花、

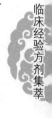

临床经验方剂集萃

橘络之属，可调其情志，疏其郁结。

41. 各种感染发热性疾病，若一味应用寒凉之品，往往血受寒则凝，热退而瘀血凝滞。故温病用凉药需佐以活血化瘀之品，如丹参、牡丹皮、桃仁、赤芍等，既可提高疗效又能防止血瘀形成。

42. 活血化瘀属中医攻法或消法，也有人称为衡法，久用易损正气。长期应用应注意与益气育阴之品相伍，常选药物有黄精、石斛、玉竹、沙参、太子参等。

43. 在临证中，若遇有久服排石汤不效而见耗损阴津的患者，可用滋补脾胃法，佐以通淋利尿之品可获良效。常用方药为生地黄、茯苓、泽泻、石韦各 15~20g，山药、党参各 15~30g，知母 10g，滑石 10g，女贞子 15g，金钱草 30g，鸡内金 10g，怀牛膝 15g。

44. 临床专方和药组的应用体现了临床经验的重复，方药易于掌握，又简化了临床辨证的烦琐性，疗效可靠。如经验方"眩晕宁"就是由小柴胡汤、二陈汤、五苓散三方加川芎、天麻组成的。经多年临床观察疗效显著。临床用小柴胡汤合二陈汤、泽泻汤效也好。

45. 腰椎间盘突出致坐骨神经痛者，可从寒滞经脉、湿热阻络入手，选四妙、独活寄生汤加味治之有良效。

46. 高龄之人或久病之体，凡是腹泻日久或是小便淋漓不尽者，可用益气升提，固肾之法，常用补中益气汤加益智仁、五味子、金樱子、山药、赤石脂等治疗，有效。

临证常见因夏日空调、饮冷过多因素致感冒发热，经西医输液后表邪不解，又因输液致水饮内停，郁而化热所致咳喘者，用小青龙汤加生石膏治之，常收良效。辨证属感受外邪，水饮上逆，上焦郁热。用药参考：麻黄 9g、桂枝 9g、干姜 3g、清半夏 10g、炙甘草 6g、炒白芍 10g、五味子 3g、细辛 3g、生石膏 30g，日 1 剂，水煎服，3 次分服。

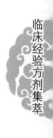

●学【中医理论】
●听【方剂知识】
●诵【方剂歌诀】
●品【名医故事】

扫码领取

古今验方集锦

一　画

一贯煎为清代名医魏之琇所创，载于《续名医类案》，为一首滋阴疏肝之名方。方中重用生地黄滋水涵木，配伍枸杞子补肝阴、养肝血；沙参、麦冬养阴润肺，以滋水之上源，兼能清金之木；当归辛散，养血活血，使诸药补而不滞；川楝子性寒不燥，既舒肝气，顺其调达之性，又能使诸药滋而不腻。该方配伍严谨，功效卓著，常用于内伤杂病的治疗，收效较好。本方常用药量为：生地黄 12~30g、枸杞子 10~15g、沙参 15~30g、麦冬 10~15g、当归 10~15g、川楝子 3~6g。

二　画

二仙汤治疗老年骨质疏松证属肝肾不足者有良效，可有效地缓解腰背痛、腰膝酸软、腿痛、腿软和步履艰难等症状，长期服用可提高腰椎和股骨近端骨密度；加山茱萸、鹿角霜效佳。

二仙汤合白蛇合剂（白花蛇舌草、白茅根、赤芍三药组成）加蒲公英、败酱草，治疗中老年妇女慢性尿路感染有效。本方集寒热补泻于一体，有阴阳双调之功。

二仙汤加女贞子、墨旱莲、龙骨、牡蛎、枸杞子、制何首乌可治更年期综合征。

二至丸中女贞子色青黑，益肝补肾，冬至当日采收效佳；墨旱莲其汁黑，可入肾补精，夏至日采用为良。二药因分别在冬至、夏至采摘，故名二至。二药相伍能补肾强腰、强壮筋骨、滋补肾阴，能治肾之阴精不足所致便秘、须发早白、夜寐不宁等。

二冬汤由天冬、麦冬二味组成，为滋补肺阴之妙方。现代临床研究已证实二冬有抗肿瘤活性，临证对于肿瘤病人均可在辨证的基础上应用二药，可望收效。二药通过增加机体免疫力达到抑瘤之目的。

二陈汤由半夏、陈皮、茯苓、甘草四药组成，用时加生姜7片、乌梅1个，同煎服。主治痰湿咳嗽，胸膈满闷，恶心呕吐，头眩心悸等。为治痰通剂，故凡因痰而致之病症，皆可以其为基础加味而治之。二陈汤为临床常用方剂，若取理气和中之功，陈皮、半夏3~5g即应；取其燥湿健脾之力，需用陈皮、半夏各9~15g方能效宏。本方可散阴浊、升清阳、顺气化痰。

现代药理研究证实：二陈汤有镇咳、祛痰、平喘、止呕、解痉、抑菌及调节免疫等作用。

"二陈汤，一身之痰都管，治痰之要药也。欲下行加引下药，上行加引上药。引上，柴胡、升麻、防风之类。引下，黄柏、木通、防己之类。"又曰："二陈汤加升提之药，能使大便润而小便长。"（引自《医学正传》）

《丹溪心法》谓："五更嗽多者，此胃中有食积。"临床证实晨嗽为胃有宿食积滞，气机失调所致，用二陈汤加消导药治之有良效。常用处方为陈皮3g、清半夏3g、茯苓6g、炙甘草3g、焦三仙各30g（或用神曲15g）、知母6g、地骨皮9g，水煎服，日1剂。

二陈汤出自《太平惠民和剂局方》，为治痰之总剂。不论新病久病，凡属痰湿者均可随症加减。本方加胆南星、枳实即导痰丸，可治顽痰胶固不化；本方加枳实、竹茹即常用之温胆汤，可治痰浊内阻、胆气虚怯所致虚烦不宁、惊悸不安；本方加苦杏仁、炙麻黄可治咳喘痰壅者；加木香、砂仁可治胃寒呕吐。

二味拔毒散能治腮腺炎，取雄黄、白矾各等份，共研成极细末，用米醋调成糊状涂患处，日4~6次，尽量让药糊保持湿润。临证可用白花蛇舌草30g、白茅根20g、赤芍10g、夏枯草15g、柴胡6g，水煎服，日1剂，内服外敷，相辅相成。

古方**二香定痛散**源于明代张浩《仁术便览》卷三，由川楝子、木香、小茴香三药组成，有理气疏肝止痛之效，用以治疗疝气。现代临床发现，久服或重用川楝子可致急性肝损伤，但与木香、小茴香相伍则无肝损伤现象，可见古人用药配伍之妙。有人推测木香、小茴香的作用可能与其能清除自由基、抑制脂质过氧化有关，有待进一步研究。

八珍汤为气血双补、阴阳兼顾之良方，能使阳生阴长，气运血生，加炮姜炭可用于上消化道出血血止后的调理。药物性白细胞减少可用八珍汤治疗。本方气血双补，于补血中兼以益气之功。临床应用时，可适量加鸡血藤、仙鹤草，疗效更好。

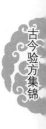
古今验方集锦

八珍汤加黄芪、肉桂即称为**十全大补汤**，有较强的温补气血的作用。适用于虚劳病人见咳嗽遗精、失血以及妇人崩漏属于气血虚寒者。若取十全大补汤减黄芪、熟地黄、甘草，再加粟米（小黄米）适量同煎，有很好的温补气血之功效，适用于肠胃虚弱感受风冷侵入，症见大便溏泻、完谷不化，或者便血、血淡无热。

九味羌活汤为张元素方，录自王好古的《此事难知》，用以治疗外感风寒湿邪，内蕴热者。处方：羌活、防风、苍术各6g，细辛2g，川芎、白芷、生地黄、黄芩各6g，甘草3g，水煎服。其功效为发汗祛湿，兼清里热。临床可用于荨麻疹、白癜风的治疗。

三　画

三子养亲汤出自《韩氏医通》，由紫苏子、莱菔子、白芥子组成。临证主要用于老年人食少痰多及咳喘之证。据汪浩其老中医发表在《南方医话》上的文章，谓三子养亲汤可治一切崩漏，有塞流止血之功，大多1剂见效。若进2剂无效，则需改用他法，或进一步检查治疗，以免贻误病情。血止后，据因辨证治疗，虚则补之，瘀则化之，寒则温之，热则清之。汪老称本方为道友所传，验证300多例，均安全有效。

三仁汤可宣畅气机，清利湿热。临证对慢性病久治不愈，病情缠绵不去者，只要抓住面色黄、胸满纳呆、舌苔黄厚腻，随症治之常收良效。

三化汤出自《素问病机气宜保命集·中风论第十二》，为金元医家刘完素所创，药物组成为枳实、羌活、厚朴、大黄，原为治疗真中风而设。临床用于脑血管病的治疗，不论急性期、恢复期、后遗症期均可应用，取其通腑泄浊之功，借助中焦胃腑下降之势，使上逆之气、火、痰浊随之而降，促使气血正常运行敷布，可使机体清升浊降，气血调和。

三拗汤出自《太平惠民和剂局方》，由麻黄、苦杏仁、生甘草各等份组成。方中麻黄不去根节入药，为君，其味辛性温，辛可入肺，温可散寒，质轻上浮，中空通气，功擅宣发，有疏风散寒、宣肺平喘、利尿消肿之殊功；苦杏仁不去皮尖入药，为臣，味苦清降，性温发散，专入肺经，有下气平喘止咳之功效。尚有疏散肺经风邪，肃降化痰之功。生甘草味甘性平，解毒和中，补中有散，合麻黄辛甘发散而解表，合苦杏仁止嗽化痰而利肺。故临证咳喘属风寒袭表，腠理郁闭，体表无汗，用之即效。

大承气汤有促进胃肠蠕动，保护胃肠黏膜及肠道屏障，清除体内炎症因子等作用。临床实践已证实大承气汤能荡涤肠道中积滞，促进胃肠蠕动，改善胃肠道功能，促进消化液分泌，促进胆囊收缩，排出各种毒素，减少毒素吸收，保护肠道屏障。本方随症加减可作为外科术后大便不通，高热，腹痛、腹胀，肠鸣音消失或减弱的治疗方法，常收良好效果，临床应用方如下：生大黄 12~20g、败酱草 15~20g、翻白草 20~30g、丹参 10~15g、玄参 10~20g、枳实 10~15g、厚朴 10~15g、蒲公英 30g、芒硝 3~6g。本方也可用于肠梗阻、急性胆囊炎、急性阑尾炎、急性胰腺炎的治疗。对术后病人需用上方者将煎好的药液鼻饲或保留灌肠使用。本方作用峻猛，便通即停用或减量应用，过用则伤正气。

大柴胡汤始见于《伤寒论》，系小柴胡汤去人参、甘草，加枳实、大黄、白芍而成，由小柴胡汤与小承气汤两方加减合成，是和解与泻下并用的方剂，该方具有清热利湿，调和脾胃的功效。本方临床治疗高脂血症属痰瘀阻塞脉道者，有良效。中医认为高脂血症病机在于膏脂生化运转失常，过剩为害而为血浊，聚而为痰，浸渗营血，即成血脉痰浊之患。痰入脉中，血行不畅，成为瘀血，瘀阻血脉。临证高脂血症病人多见体形肥胖，伴有胸闷、气短、心悸、眩晕、头痛、肢体麻木、舌暗红，苔多白腻或黄腻，舌下络脉青紫，脉多沉细或见细涩。大柴胡汤诸药配伍可收化痰祛瘀、通腑泄浊、调和气机、通畅脉道之效。

大黄甘草汤为《金匮要略》中治疗食入即吐的名方，对胃气上逆，食入即吐者用之效佳。笔者临床体会本方对不论外感、饮食不节、情志失调或脾胃虚弱所致呕吐均有效。大黄甘草汤中大黄性寒味苦，有消积滞、泻火热、消痈肿、破瘀血之功；甘草味甘可解诸毒，缓挛急，止咳健脾；二药相伍，泻中寓补，通中寓守，相辅相成，临证加减每获良效。临证应用时药物如下：大黄 5g、甘草 3g、竹茹 6g、荷叶（荷梗）6g。气滞邪郁加柴胡、黄芩、紫苏梗等；胁痛加郁金、木香；大便不爽，舌苔厚腻加牵牛子、炒槟榔；干呕频频，心中烦热，口干，舌苔花剥加石斛、玉竹、沙参等；畏寒加丁香；暑湿为患加金银花、藿香等。

大黄、甘草合用有清热、和胃、止呕的作用。歌诀："食入即吐胃有火，大黄甘草用之妥。"**大黄甘草汤**可用于胃脘部灼热，得食即吐，取大黄 3~6g、甘草 3~6g，水煎服，少量多服，即收效。

大黄牡丹汤为急诊治疗急性阑尾炎效方。急性阑尾炎属中医肠痈范畴。临床证实，早期诊断者使用本方 4~5 天即愈；严重者可在 2 周内治愈；本方治慢性阑尾炎也有效。急性期已发生弥漫性腹膜炎者可配合抗生素治疗。保守治疗效果理想，可免手术。服大黄牡丹汤后，需在 3~4 小时内出现腹泻；若不泻可再煎 1 剂，分 3 次服或每隔 2 小时服药 1 次，如已腹泻则恢复正常服药。体弱者从第 3 剂始方内加人参 6~9g；腹痛剧烈加延胡索 15g、三七粉 5g（冲服）；亦可加败酱草 30g、蒲公英 30g；发热加金银花 20g、连翘 20g、青蒿 30g。大黄牡丹汤用量如下：生大黄 10~20g（后下）、芒硝 6~9g（冲服）、桃仁 12~15g（捣碎）、冬瓜仁 20~30g（打碎）、牡丹皮 15g，本量为成人一日量，小儿或老人可根据体质酌量使用。

《金匮要略》之**小半夏汤**由半夏和生姜两味药组成，两药皆入肺、胃经，有化痰散饮、和胃降逆之效。临证治疗哮喘时，在应证方药中加入二药肺胃同治，常收良效。

小青龙汤为仲景《伤寒论》方，为治疗外感风寒，寒饮内停咳喘之名方。诸药组方解表化饮，温里散寒，止咳平喘。

临证对周身窜痛，痛无定处，行走不定，或上或下，每因情绪波动而诱发或加重者，可诊为肝气窜络，患者除窜痛外常伴有脘腹胀满，嗳气，善太息，舌淡，苔薄白，脉弦。窜痛病发于气，肝气郁滞，失其条达，气机失常，不畅则痛。笔者遇此症多取**小柴胡汤合桂枝汤**加郁金、佛手、橘叶、防风、丝瓜络治之，服数剂即可见效。

素体虚弱易感冒者，可用**小柴胡汤合玉屏风散**治之。未感能防，感冒后能治之，疗效十分显著。

小柴胡汤为临床常用古方，是和解少阳的代表方，方药寒热并用，攻补兼施，有疏利三焦气机，调畅上下升降，宣通内外，运行气血之功。后人将此方作为杂病的首方。临床上可以应用于以下情况：

（1）神经性呕吐症见精神倦怠，不欲饮食，胸脘不适时欲呕逆，先吐水，后吐食，口苦，舌边红。用小柴胡汤加黄连2g、紫苏叶2g、生大黄3g、全蝎3~5g，连用1~3剂即效。

（2）癫痫缓解期以补益气血为主，可用小柴胡汤加当归、白芍、珍珠母、磁石治之，可望康复。

（3）患者心悸时作，或心下或脐下悸动不安，多噩梦惊恐。可用小柴胡汤合定悸三药（龙眼肉、龙齿、茯苓）治之。

（4）肝经湿热气滞症见寒热往来，口苦，心烦，少腹坠胀痛甚，尿频，尿涩痛不爽，舌边尖红。可用小柴胡汤合治肾六药（白花蛇舌草、白茅根、漏芦、白薇、黄芩、黄柏）加栀子、竹叶治之，疗效较八正散优。西医诊为肾盂肾炎见上证者亦可应用此方，疗效优于抗生素。

（5）日本汉方医学认为小柴胡汤可用于感冒初期，症状见持续低热发冷或反复出现发冷发热症状，口发黏，舌苔薄白者。另外，胸部有憋闷感、烦躁、呕吐等用本方效果也好。常用本方治疗生闷气后的各种不快感，尤其妇女应用机会最多。

（6）临证取小柴胡汤加石斛、麦冬、天冬、玉竹、乌梅治疗由于气机不畅，津液失布，阴液不能上承，或少阳枢机不利，郁火伤津所致燥证，可收较好效果。其功效可能与激活唾液腺细胞，恢复其正常唾液分泌有关。

（7）临证凡见耳痛均可考虑为肝胆郁热，风邪外袭所致，常用小柴胡汤加白芷、荆芥、桑叶、瓜蒌、虎杖治之。

（8）夏日空调病（夏日感受寒邪，外有表证，内有脾湿，或见腹泻便溏）或四时感冒兼见胃肠不和者，均可以小柴胡汤合平胃散治之。

（9）经期感冒见血分郁热者可用小柴胡汤合四物汤加牡丹皮、知母、赤芍、青蒿治之，有佳效。

黄煌教授治病毒性感冒，高烧 39~40℃不退、面色通红、虽汗出体温不降、咽干痛者，用**小柴胡汤**精简方。取柴胡 40g、生甘草 10g、连翘 50g、黄芩 20g，水煎服，日分 4 次服用，每 2~3 时给药 1 次，每次服 100~200ml。患者服药后往往通身大汗，体温逐渐降至正常，本方之退热效果优于解热镇痛药。

运动后干呕者，多为少阳郁火犯胃所致，**小柴胡汤**主之，有良效。

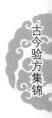

　　清代王晋三说过："少阳行身之侧，左升主乎肝，右降主乎肺。"**小柴胡汤**为治少阳之第一方，临证凡见身侧（人体之侧面）部位出现之病症，均可用小柴胡汤加减治疗。人体的侧面（即胸胁部、颈肩部、头额部等），属少阳经。

　　小柴胡汤擅开肝胆之郁，故能调达气机而使脏腑通畅，五脏安和，阴阳平衡，气血调和。少阳经为表里之枢，而少阳胆腑内寄相火。柴胡配黄芩有和解少阳之功，柴胡具有辛散之性，用之以透达少阳表里枢机；黄芩有苦寒之性，清热泻火，用之以清解少阳胆腑之热，如是外透内清，少阳表里邪气尽去，而建和解少阳之功。

　　小柴胡汤加减有良好的退热之功，应用本方不必等到出现少阳病典型的证候再用。如外感发热患者即可用小柴胡汤加青蒿治之；如热势较剧，高热不退可用小柴胡汤合升降散（姜黄、僵蚕、蝉蜕、大黄）治之；流感发热可与感冒群药（羌活、蒲公英、板蓝根、贯众、大青叶）合用，均有良效。正如《伤寒论》第 101 条谓："伤寒中风，有柴胡证，但见一证便是，不必悉具。"《伤寒论》第 149 条谓："伤寒五六日，呕而发热者，柴胡汤证具。"

　　据文献报道，**小柴胡汤**能维护机体内环境的稳定性，在机体免疫力低下时，亦可增强免疫系统功能。

　　中医认为夜半失眠是阴阳不相顺接，阳不能按时入于阴所致，可用**小柴胡汤**加夏枯草治之。

　　开结降气法治食管炎有效，临证可用经方**小陷胸汤**加味治之。常选药有太子参 10g、麦冬 10g、石斛 15g、半夏 6g、黄连 6g、瓜蒌 15g、紫苏梗 10g，水煎服，日 1 剂。

治肺痈方**千金苇茎汤**，有清泻肺热之功。临证凡遇疮疡，不论生在何部位，均可从广义疮疡入手取千金苇茎汤加减治疗，均能收效。

川芎茶调散出自《太平惠民和剂局方》，为治疗外感风邪头痛而设。临床实践证明本方是治一切头痛的主方，不论左右、偏正、新久皆效。临证可结合辨证进行适当加减，用药得当，疗效好。

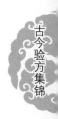

四 画

天王补心丹有滋阴养血、补心安神之功，主治阴虚血少所致之心慌失眠，神疲心烦，手足心热，口舌生疮，舌质红苔少，脉细者。《医学入门》一书言其"专治玩读著作，劳神过度"。此方对劳心思虑过度者有良效，常服之可收养心安神、益智强精、增强体力、缓解疲劳、改善睡眠之效。

天麻钩藤饮具有平肝潜阳、补益肝肾的功效，是治疗肝阳上亢型高血压病的有效方剂，为临床所常用，现代药理研究表明该方具有降血压、镇痛、镇静等作用，能多途径、多靶点调节而发挥降压作用。

陈士铎《辨证录》中载**无忧汤**治不寐症，其原方为白芍五钱、竹茹三钱、炒酸枣仁三钱、当归五钱、人参三钱组成，方中白芍入肝胆经，滋肾养阴，合当归养血柔肝，以补胆虚，人参健脾益气，佐酸枣仁安神。竹茹清热化痰，除烦安神。全方共奏补肝血、健脾气、和阴阳之功效。现代临床研究无忧汤有抗抑郁作用，在情志疾病方面有广泛应用价值，主要应用在不寐、健忘、痴呆、怔忡、郁证等疾病的治疗中。

五皮饮合苓桂术甘汤加紫苏叶、紫苏梗、白芷、刺蒺藜、苍术，可用于妇人黑眼圈的治疗，连用数日可收效。五皮饮为祛湿名方，由生姜皮、桑白皮、陈皮、大腹皮、茯苓皮组成。方中茯苓皮行水渗湿，生姜皮辛散水饮，桑白皮肃降肺气、通调水道，大腹皮行水气、消胀满，陈皮和胃气、化湿浊，诸药合用，有理气健脾、利湿消肿之功。江苏省无锡市丁敬远博士应用本方治疗疑难杂症，常辨证加入应证方剂中，常收佳效，开辟了治疗疑难病症的一条途径。

临证治疗肾积水均可以**五苓散**为主方随症加减。气虚者加黄芪、党参；血虚加熟地黄、制何首乌、当归；肾阳虚者加仙茅、淫羊藿、枸杞子、肉苁蓉；阴虚者加女贞子、墨旱莲、麦冬、石斛；瘀血内停者加丹参、当归、益母草、桃仁、川牛膝；腰痛者合腰痛四药（桑寄生、续断、狗脊、补骨脂）；肾结石者可加金钱草、鸡内金、海金沙、芒硝；肾结核者加夏枯草、功劳叶、百部；妇人合并盆腔炎者可加败酱草、薏苡仁、蒲公英、鱼腥草等；大小便不利者加大黄、荆芥、威灵仙，均有佳效。

五积散可用于胃脘不适、嗳气腹胀，头晕头痛，白天困倦、夜间失眠。

临床实践证明，**五积散**可以作为类风湿关节炎活动期治疗的有效方剂。类风湿关节炎致病与风、湿、寒、痰、瘀有关。该病活动期以实证为多，治疗重在祛风散寒、化痰除湿、化瘀通络。古方五积散为消除寒、食、气、血、痰五积之名方。该方包括了平胃散、二陈汤、麻黄汤、苓桂术甘汤、四物汤、甘草干姜茯苓白术汤（又名肾着汤）等方剂组成和功效，药性平和，面面俱到。取其发表温中、燥湿化痰、理气活血之力，应用时根据病情辨证加减效果更好。

五淋散为临床常用古方，方中赤茯苓利水渗湿，当归补血活血，甘草补脾益气，赤芍清热凉血，栀子泻火除烦、通利三焦，诸药相伍善治热淋。与治肾六药同用效果佳。

五福化毒丸为五福化毒丹加减而成。药物组成：水牛角、连翘、青黛、黄连、牛蒡子（炒）、玄参、生地黄、桔梗、芒硝、赤芍、生甘草。功效：清热解毒，凉血消痈。主治：用于各种外邪内毒所致的口腔溃烂生疮、牙龈肿痛、痄腮、颐毒（颌下淋巴结炎）、颜面丹毒、痤疮等。口服，2~3次/日，1次1丸，温开水送下。服药期间忌食辛辣油腻之品，立春至立冬期间忌食羊肉。

止嗽散为止咳名方，出自清代程钟龄《医学心悟》，该方温润和平、不寒不热，本方既可治外感咳嗽又可治内伤咳嗽。方中有三药需要重点指出，临床证实方中百部具有镇咳、祛痰和平喘的作用，对新久、寒热各种咳嗽均有效；治疗肺结核咳嗽，常与女贞子、黄芩、功劳叶、丹参合用，有良效。方中桔梗善于开宣肺气、引药上行，与甘草相伍清利咽喉而止咳；桔梗能调节免疫，保护呼吸道黏膜上皮。方中陈皮健脾化痰，能助肺气通畅，应用本药能减轻胃肠道反应。

少腹逐瘀汤出自王清任《医林改错》，其药物组成偏于温散，这与中医认为"血寒则凝，血温则行"的思想有关。方药：当归、蒲黄各 9g，炒茴香、赤芍、川芎、延胡索、炒没药、炒五灵脂各 6g，官桂、干姜各 3g。方中诸药配伍可温经活血、散寒止痛，临证常用于寒凝气滞，瘀血结于少腹、胞宫诸证。

升阳除湿防风汤出自《脾胃论》，原方有苍术、白术、茯苓、白芍各 10g，防风 6g 组成。本方有升清降浊之功，可用于湿浊困遏中焦，清阳不升，浊阴不降所致的眩晕症。适应证为头目眩晕、视物旋转，伴干呕、耳鸣、身倦怠无力，脘痞纳呆、口黏，舌质淡、苔白腻、脉缓。

李东垣《内外伤辨感论》记载**升阳益胃汤**，由黄芪、柴胡、人参、白术、防风、羌活、独活、半夏、陈皮、茯苓、泽泻、白芍、黄连、炙甘草、生姜、大枣诸药组成。具有健脾化湿、益气升阳之功效。临证可用于高龄老人脏腑气血功能失调，呈现脾虚气陷证的诸多疾病，如头目晕眩、下肢水肿、外伤神昏、便溏乏力等，随症加减均可收效。

升降散具有调气机、泻郁火、化瘀滞、祛风胜湿、宣透郁热、涤邪解毒之功效。临证凡遇邪热充斥内外，阻滞气机，清阳不升，浊阴不降，致咽喉肿痛，胸膈满闷之证即可放胆用之，可使阳升阴降，气机得化，内外通和而症消矣。

乌梅丸为仲景治疗厥阴病之主方，《伤寒论·厥阴病脉证并治》载："厥阴之为病，消渴，气上撞心，心中疼热，饥而不欲食，食则吐蛔，下之利不止。"在临证中根据其经文主证，可广泛地用于干燥综合征、糖尿病、溃疡性结肠炎、口舌生疮、反流性食管炎、顽固性头痛等，常收奇效。

六君子汤临证常用于慢性胃炎、胃溃疡、肿瘤放化疗所致饮食减少、腹胀、呕吐等症；六君子汤对妇人妊娠恶阻有显著疗效，偏热加竹茹，偏寒加干姜，治之有验，若用灶心土（即伏龙肝）化水煎药，常常对妊娠恶阻有桴鼓之应。

六味地黄汤加桑叶、藕节可治更年期崩漏证属阴虚火旺者，有良效。热郁胸膈、心烦懊恼者可加栀子、淡豆豉。

中医前辈于振洋先生应用六味地黄汤（丸）经验：急则用汤剂，缓则用丸药。此方为补阴要剂，适用于脉虚数（脉数为阴虚），胸膈无满闷者。下列病症可用本方加减治之。

（1）泌尿系结石：可用本方加金钱草、海金沙、冬葵子、鱼脑石；阳虚者加补骨脂、核桃仁。

（2）慢性肾炎：本方加川牛膝（阴虚用怀牛膝）、五加皮、车前子；腰酸者再加炒杜仲。

（3）肾下垂：本方加续断、杜仲、党参、黄芪。

（4）肾结核：本方加鹿角胶、龟甲、穿山甲、鳖甲。

（5）阳痿：精少者可合五子补肾丸（菟丝子、五味子、枸杞子、覆盆子、车前子），甚者加菟丝子、冬虫夏草、人参、鹿角胶、枸杞子。

（6）慢性睾丸炎：本方加川楝子、小茴香、橘核；睾丸肿硬者再加牡蛎、穿山甲、昆布；疼痛甚者再加乳香、没药、延胡索、桃仁；寒甚者去川楝子，加附子、肉桂。

（7）前列腺炎：尿痛者用本方加石菖蒲、甘草梢；尿浊者合二妙散（苍术、黄柏）；尿浊虚甚者加萆薢、石菖蒲、乌药。

（8）神经衰弱：头晕头痛者可在本方基础上加川芎、肉苁蓉、细辛；失眠者加远志、炒酸枣仁、夜交藤。

（9）慢性脉管炎：阳虚者加鹿角胶、穿山甲；局部红肿者加木瓜、威灵仙、忍冬藤。

（10）鹤膝风（即结核性关节炎，患者表现为膝关节肿大）：尿多者用崔氏八味丸加松节、独活、川牛膝、白芥子；尿黄者用本方；寒甚者加炮姜、炙麻黄各2g。

（11）坐骨神经痛：可用本方加续断、桑寄生、独活、炒杜仲。

（12）椎间盘突出：可用本方加人参、冬虫夏草、杜仲、狗脊、鹿角胶。

（13）慢性肠炎：若见饮食正常，便稀薄，腰膝酸软者本方加肉桂；少腹痛加吴茱萸；腹不胀者重用山药，阴虚者用生山药，阳虚者用炒山药。

（14）妇人带下：用本方加薏苡仁、白扁豆为基本方，阴虚者加莲子、苍术、黄柏；阳虚者加骨碎补、吴茱萸；赤带者加当归；白带者加黄芪；黑带者加续断、炒杜仲；青带者加柴胡；黄带者加莲子、黄柏、石斛。

（15）精神病后遗症（后期）调理方：腰膝酸软健忘者本方加龙骨、牡蛎、炒酸枣仁、远志、麦冬、五味子、石菖蒲。

（16）糖尿病三多（多饮、多食、多尿），脉虚数者六味地黄汤量增倍，加五味子、肉桂；脉虚迟者用本方加肉桂、制附子、五味子。

于振洋老中医特别提示说："若见低热，上午发热下午体温正常者为阳虚；夜间发热者多为瘀血。"

六味地黄汤合酸枣仁汤治顽固性失眠有效，其功为滋肾水、降虚火、清虚烦、增睡眠。

清代张宗良撰《喉科指掌》，书中共引喉科病证 73 种，张氏治疗喉科病症大都运用**六味汤**加减。六味汤由荆芥穗三钱，薄荷三钱，炒僵蚕二钱，桔梗二钱，生甘草二钱，防风二钱组成。用法为六味中药俱为细末，煎数滚去渣，温服，连连漱下，不可大气一口吃完。紧急之时，用白开水泡之也可。此方组方严密，用法规范，可在实践中验证。

六神丸为传统中成药，其功效为清热解毒、化腐消肿、止痛，是治疗咽喉肿痛、痈疽疔疮之良药。临床也可用于带状疱疹、流行性腮腺炎、病毒性肝炎、静脉炎等。目前亦常用于各种肿瘤的治疗，有"以毒攻毒"之效。药量为 6~12 粒，日 3 次，此为成人量，儿童酌减。临床上已证实服用六神丸对上消化道肿瘤、急性淋巴性白血病均可控制病情。因六神丸中有蟾酥，不可过量服用或长期服用，服用期间注意定期复查。孕妇及对六神丸过敏者禁用。

五 画

清代陈士铎《洞天要旨》载方**五神汤**有清热解毒、利湿消肿之功。临证常用湿毒所致病证，有良效。药物组成为茯苓、车前子利湿清热消肿；金银花、紫花地丁清热解毒；川牛膝引药下行。笔者应用时常用车前草易车前子，用忍冬藤易金银花，药价廉而效果不减。诸药用量为茯苓 20g、车前草 30g、忍冬藤 40g、紫花地丁 20g、川牛膝 10g，以此方为主可随症加减。

叶天士《种福堂公选良方》载**玉泉散**，方由葛根、天花粉、麦冬、生地黄、五味子、甘草、糯米组成。本方治疗消渴验之多效，方法是取葛根 9g、天花粉 9g、麦冬 9g、生地黄 9g、五味子 3g（捣）、甘草 3g，水煎煮 2 次，留汁 500ml 左右，加入糯米 20g，煮粥食用，一日分数次，连用 1~2 个月。

玉屏风散出自《究原方》，录自《医方类聚》，由黄芪、白术、防风三药组成，有扶正祛邪、益气固表、增强免疫功能及抗感染、抗过敏之功效。方中黄芪益气固表，白术健脾益气，防风走表祛风并御风邪，诸药相伍可收固表御邪之功。久病体弱之人宜用之。

正柴胡饮出自明代张景岳的《景岳全书》，书中记载："外感风寒，发热感寒，头痛身疼……凡血气平和宜从平散者，此方主之。"该方由柴胡、防风、陈皮、白芍、甘草、生姜组成，临床证实对外感风寒初期疗效明显。

甘麦大枣汤加生白术 60g、黄精 20g，水煎早晚分服，可治便秘，但需连服 30 天以上，本方可滋养脾阴、润肠通便。

临床上咳喘病人兼见心烦不宁、便秘者，可用**甘麦大枣汤**加瓜蒌、苦杏仁、炒酸枣仁、莲子、莲子心，治之常收奇效。

甘麦大枣汤可广泛用于神志病，常收佳效，多与温胆汤、夜交藤预知子汤合用。

甘麦大枣汤为经方，临床应用广泛，其用于忧思过度，心阴不足，肝气不和所致脏躁。临床上应用本方可参考以下情况，抓住主症使用本方，不必悉具。①言行失常，或无故悲哭，或脾气无常喜怒不节者；②心烦不得寐，或噩梦纷纭，睡若恍惚如梦，或坐卧不宁，身常蚁行者；③多汗，口干，不欲饮食，每遇情绪变化则大便数日不行者；④怕光，喜静怕乱，怕见人，怕与人交谈，喜独居暗室者；⑤腹诊见左腹直肌挛急，或有胁下脐旁拘急，有结块者。

甘麦大枣汤有滋补心阴、养心安神、和中缓急之功。临证与逍遥散合用加紫草、益母草、橘叶，治疗更年期综合征，有良效，可明显改善妇人更年期症状。同时临床实践证实，以甘麦大枣汤为主治疗功能性疾病有较好疗效，也应留意用之。《黄帝内经》有"心病食麦"之说，甘麦大枣汤为治疗情志病的专方，具有调节自主神经的功能。名医程门雪先生临床经验："脏躁证，喜悲伤欲哭，象如神灵所作，不仅见于妇人，也常见于男子。因此，如果把甘麦大枣汤作为妇人专方，未免狭隘了。"程氏说："叶天士最赏识此方，在甘缓和阳息风诸法中用之最多，散见于肝风、虚劳、失血等门内，凡见头眩心悸、胸闷等症状时，辄用此方加味。"甘麦大枣汤合百合地黄汤夜交藤预知子汤，可用于精神分裂症等精神方面之疾病，有良效。

甘草泻心汤出自《伤寒论》，目前临床上常用于口腔溃疡的治疗。方中甘草用量最大可至9~12g，有保护和修复黏膜的作用；方中黄芩、黄连苦寒，清热解毒；干姜、半夏辛燥化湿；人参（可用党参、太子参代之）、大枣、甘草和胃扶正；诸药合用，有清热化湿、安中解毒之功；临证若加蛇莓、蒲公英、半枝莲效更佳。本方可用于扁平苔藓的治疗。

鼻中流血以及齿缝出血者多胃中燥热，宜**清凉甘露饮**。生地黄9g、熟地黄9g、麦冬9g、天冬9g、黄芩9g、枳壳3g、石斛9g、藕节9g、蒲黄3g、怀牛膝6g、甘草3g、炙枇杷叶6g，水煎服，日1剂。亦出自《医学见能》，试之颇效。

甘露消毒丹又名普济解毒丹，首载于《医效秘传》，据说是叶天士所创之方。王孟英《温热经纬》曰："此治湿温时疫之主方也。"本方有利湿化浊、清热解毒之功效。现代药理表明甘露消毒丹具有抗炎、抗病毒作用。临证对手足口病、病毒性咽炎（即小儿疱疹性咽峡炎）、外感后口周疱疹、口腔溃疡均有良效。

甘露消毒丹药物组成为滑石、茵陈、黄芩、石菖蒲、川贝母、木通、藿香、白豆蔻、连翘、射干、薄荷，诸药有利湿化毒、清热解毒之功效。本方主治湿温、时疫之邪留恋气分，湿热并重之证。王孟英称其为"湿温时疫之主方"。治"发热倦怠，胸闷腹胀、肢酸咽肿，斑疹身黄，颐肿口渴，尿赤便闭，吐泻疟痢，淋浊疮疡等证。但看病人舌苔淡白或厚腻或干黄者，是暑湿热疫之邪尚在气分，悉以此丹治之立效。"临床实践证明，对于湿热病邪不可过用、久用寒凉，以免损伤阳气，变生他症。临床应用本方对脾阳不足或已用寒凉之品者，可适量减少苦寒药物的药量，配以健脾燥湿或温阳化气之品，如白术、苍术、桂枝等，对应用寒凉已过，出现寒凝之象者可辅以疏气机、散寒凝之药，如木香、红花等药以调之。本方常用于急性带状疱疹、腮腺炎、急性胆系感染、顽固性口腔溃疡的治疗，疗效好。

艾附暖宫丸出自《仁斋直指方论》，该方有理气养血、暖宫调经之效。原方为妇女宫寒不孕，月经不调，经来腹痛，腰酸带下之症而设，目前有市售成药。临证笔者守其方义，取其治疗虚寒胃痛、慢性前列腺炎，有效。

左金丸中黄连、吴茱萸合用，组方一寒一热，辛开苦降，相反相成，《名医别录》载黄连："主五脏冷热，久下泄澼脓血"。临证应用重在药量调配，黄连量重于吴茱萸则药性偏寒；等量应用寒热不明显；吴茱萸用量大于黄连则其性偏热，临证应根据病情调整用量，则可获良效。

龙胆泻肝汤为临证效方，有泻肝胆实火、清下焦湿热之效，广泛运用于皮肤病、急性眼病，凡症见口苦、尿黄者均可用之。

临证若因湿困中焦、食滞胃脘所致胃脘胀满、呕恶、反酸，可用**平胃散**治之。正如《医宗金鉴·杂病心法要诀》中谓："一切伤食脾胃病，痞胀呕哕不能食，吞酸恶心并噫气，平胃苍朴草陈皮。"

平胃散为《简要济众方》，由甘草、陈皮、苍术、厚朴四药组成，其功效为燥湿健脾，临证应用广泛。小儿脾失健运，食滞内停见纳呆、呕吐者，用平胃散加焦三仙，3~5剂即效；外感六淫或饮食内伤所致身倦乏力、胸闷腹胀、口淡纳少、苔腻，属湿阻中焦者，可用平胃散和加味清震汤治之，则效若桴鼓。另外很多患者在所患疾病治愈后往往感到身倦乏力、纳谷不香、大便溏稀、舌胖苔腻，对此种病人可予平胃散加藿香、佩兰、玉竹、太子参治之，数剂即效。

平胃散功效为：开胸利膈、消食化滞、健脾燥湿。主治因感受山岚瘴气或水土不服出现的脾胃失调、不思饮食、胸腹胀满、呕吐泄泻等。本方以消食化滞去满为主，在本方基础上可加减使用为宜。方药组成：苍术250g，姜制厚朴、陈皮各150g，炙甘草90g共为细末，每服6g，生姜2片、大枣2枚煎水送服。

本方其临床应用广泛。主要有以下几点：

（1）本方加炒神曲、炒麦芽叫加味平胃散，可以消食化积，用于治疗噫气吞酸，食欲不振；

（2）本方加藿香、半夏名又不换金正气散，治感受四时不正之气及气滞；

（3）本方合二陈汤叫平陈汤，主治脾胃不和，湿痰停阻，胸膈痞闷，不思饮食等症；

（4）本方合五苓散叫胃苓汤，可治饮食停滞，浮肿泄泻的实证。

归脾汤出自《济生方》，有养心脾、益气补血之功效。临证遵循"扶正积自除"之理，常将此方用于乳腺癌术后调治。对防发展、复发或转移有一定作用。应用本方时可加猫爪草、巴戟天、肉苁蓉、五味子；视病情也可酌情加入龟甲胶、鹿角胶，使用本方时可去木香、龙眼肉，改为橘叶、山慈菇、浙贝母，久服收效理想。

归脾汤加石菖蒲可治"饥时腹痛"，为清代陈修园经验，载其著作《时方妙用》中。20世纪70年代，湖南名医刘天鉴先生善用本法治疗消化道十二指肠溃疡，常收良效。临证脘腹疼痛，有饥饿感时疼痛重或明显者，可用归脾汤加蒲公英、石菖蒲、橘叶治之，确有良效。

四君子汤出自《太平惠民和剂局方》，本方四药甘温性平，为强壮脾胃之药，能助阳补气，故称四君。方中人参可根据病情用党参、太子参代之；对于脾虚便溏，方中白术需用炒白术；若便秘用生白术，且需重用30~60g；茯苓祛湿健脾，甘草调和诸药。四君子汤加怀牛膝、玉竹可治脾不统血之吐血。四君子汤加黄芪不仅可增补气之功，而且增升阳之功，加入蒲公英、乳香、没药、白及、海螵蛸，可治疗消化道溃疡，临床疗效显著。四君子汤加半夏、陈皮即称六君子汤，有补中健脾化痰之功效，临证多用于脾虚湿停所致消化不良、恶心呕吐等证；四君子汤

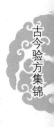

古今验方集锦

加陈皮即为异功散，有健脾益气、理气化痰之功，临证常用于脾胃阳气不足所致脘痞纳少、腹胀等证；四君子汤加半夏、陈皮、木香、砂仁即为香砂六君子汤，临证多用于呕吐、痞闷、胃痛、腹泻诸证，本方服用可增强机体物质代谢，改善消化吸收机能，对临证所见多种慢性消耗性疾病或慢性病所致的功能降低、营养失调、胃肠虚弱、纳呆食少有效。四君子汤合左金丸，加白及、海螵蛸、蒲公英、三七粉，治疗胃溃疡、胃窦炎，效果可靠。临床上常常见到脾胃气虚而兼见虚火者，可在补脾药中佐芩、连治之，常收效。若见妇人脾不统血所致崩漏，可取参、术、芩、草各30g，加藕节15g、仙鹤草30g、贯众6g，治之常收奇功；脱肛久治不愈可取参、术、芩、草各20~30g，加升麻3g、柴胡3g、枳壳15g、黄芪30g，治之有效；取四君子汤加牡蛎、薏苡仁、山药、白果可治气虚湿滞之妇人带下证，用之多效验。总之，四君子汤主要功能为强壮脾胃、补气助阳。其证治要点为食少，便溏，面黄无华，倦怠乏力，言语轻微，脉虚无力等。四君子汤加葛根、藿香、木香即为七味白术散，古人认为本方可"治泄作渴。"

四妙勇安汤（金银花、甘草、当归、玄参）加丹参、牡丹皮、赤芍、栀子有清热解毒、凉血活络之功。善治下肢丹毒、静脉炎属湿毒下注者，有良效。

夏日丹毒可用四妙勇安汤合新加香薷饮（香薷、白扁豆花、连翘、厚朴、金银花）收效良好。

四妙散（苍术、黄柏、怀牛膝、薏苡仁）加络石藤、忍冬藤，可治疗急性膝关节滑膜炎，随症加减有良效。

四物汤出自《仙授理伤续断秘方》，为补血名方，为妇科常用效方，功效为养血补肝、调经补血，为医家所推崇，正如陈修园《医学三字经》谓："妇人病，四物良，月信准，体自康。"本方养血行瘀，补中有治，凡属营血虚滞所致血分杂证，均可以本方为基础调治。若欲行血，去白芍用赤芍；欲止血，则去川芎加藕节、仙鹤草；腹痛明显者，可重用白芍，加甘草、延胡索；头痛重者，重用川芎再加土茯苓、蔓荆子；血虚者，重用熟地黄，再加仙鹤草、阿胶珠、大枣；血虚兼气虚者，加党参、黄芪；血不荣心见心慌气短者，加合欢皮、太子参；兼有瘀血者，可加桃仁、红花；血虚有寒者，加炮姜、肉桂；血虚有热者，加白薇、牡丹皮；兼气滞者可加香附、紫苏梗、延胡索；崩漏者，可加阿胶珠、茜草、海螵蛸、艾叶炭。四物汤若合四君子汤即八珍汤，为气血双补之剂。可用于久病气血两虚，精神不振，四肢倦怠，面黄肌瘦，饮食减少，并有虚热以及疮疡久溃不能生肌愈合者。血虚之人，血不荣于筋致肩臂痛，可用四物汤加川木通、姜黄、海桐皮、桂枝治之，常收佳效。产后肩臂痛者可在上方基础上加地龙、桔梗、黄芪、防风，治之有效。

四物汤加夜交藤可治妇人失眠，取诸药之活血散结、开郁行气、养血安神之功效。方中取川芎引清轻之气上达于脑；夜交藤与诸药为伍，养心血以奉养群主之官；诸药行血不伤正，补血不滞邪。

四物汤有滋阴补血、活血调经之功，为治妇科病之"圣方"。对于方中芍药，血虚用白芍，有瘀用赤芍，虚中夹瘀，赤、白芍同用。对于方中地黄有热用生地黄，血虚用熟地黄。本方为血虚诸证治疗的总方。经期或经后出现尿痛、尿路灼热、尿频（称为经行淋痛），此为血虚阴亏，阴虚火旺，火移膀胱，则小便淋涩疼痛。治宜养阴补血，清热利湿，忌用抗生素，不可按尿路感染治疗，要考虑妇科因素。常用方药：四物汤合导赤散加白花蛇舌草、蒲公英、瞿麦。若经期出现低热，可用四物汤加青蒿治之。

临证凡见疾病发展到严重地步，出现"脉微细，但欲寐，手足厥逆"，属心肾阳虚者可用经方**四逆汤**（甘草、干姜、附子）治之。本方有兴奋心肌、升高血压、促进血液循环、增加胃肠功能的作用，若阳衰欲脱者加山茱萸、人参，有回阳救逆之殊功。临床上对心肌梗死、心源性休克、中风以及大出血、大汗、大吐后出现阳气虚衰者均可应用。若配合西医疗法，疗效肯定。此法属于中医急救范畴，注意择机应用。

睾丸肿痛：用**四逆散**透邪解郁，疏肝理气，调畅气机。临证加川楝子清肝火、除湿热；加蒲公英解毒散结；加延胡索止痛活血；加炒王不留行活血通淋。小茴香行气，橘核、荔枝核疏肝散结，睾丸肿痛必选此三药。也可加青皮、炒香附，增强疏达肝气之功。

四逆散出自《伤寒论》，第318条记载："少阴病，四逆，其人或咳或悸，或小便不利，或腹中痛，或泄利下重者，四逆散主之。"

四逆散（柴胡、白芍、枳实、甘草）有调理气血、调和肝脾之功，有养肝体、遂肝用之独特作用。适用于证属肝胃气滞的各种疾病，当归芍药散为气、血、水通调之剂，两方合用可用于治疗妇人带下、腹部下坠，服之有良效。

四磨汤出自《济生方》，由人参、槟榔、沉香、乌药组成，具有行气降逆、宽胸散结之功效。主治郁怒伤肝，肝气犯肺所致气喘证。临床上可以此方为基础,治疗肺源性心脏病(简称"肺心病" ）、肺心病心衰，常收良效。方解：方中乌药行气疏肝解郁，沉香降逆以平喘，槟榔行气化滞以除满，人参益气扶正。

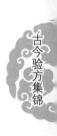

明末山西名医傅青主先生创制**生化汤**，流传山西、河北等地数百年，是一首家喻户晓、专治产后理血清宫的名方，有活血逐瘀、温经止痛之功。山西名医李可先生经 40 多年实践，在原方基础上加味，组成加味生化汤，用之临床，验证上千例，较原方推陈致新，缩宫化瘀之力更强，并能于短期内强壮生乳。李可先生认为："凡产后即服加味生化汤 3 剂者，无 1 例发生产褥感染或乳腺炎。"傅清主生化汤原方药物组成和剂量为：当归 24g、川芎 9g，桃仁 14 粒（研），炮姜、炙甘草各 1.5g，黄酒、童便各适量。李可先生拟加味生化汤方除原方药物组成外，加益母草 30g、红花 10g、泽兰 12g，穿山甲粉 12g、核桃 4 枚（连壳在炉中点燃去壳取仁）、红糖 30g，同捣为泥状，用煎好药液冲服，1 剂药可连煎 3 次，汁和匀后，日分 3 次服用，药泥也分 3 次，随药汁同服。

李东垣创立**生脉散**，是针对夏日气阴受损而设的，若夏日见心烦口渴，四肢无力，自汗不止，即可服生脉饮，症状很快会缓解。目前市售生脉饮有人参方、党参方，如果取治疗作用用人参方；若用于气阴不足体质者可用党参方，药力平缓，有保健作用。

凡胃脘痛时如针刺，疼痛处固定，舌有瘀点或舌下络脉瘀滞呈青紫色者，可用**失笑散**治之。

临证体会，凡病，无论是外感时病或是内伤杂病，也不论新病久病，只要表现为胃热津伤者，可用经方**白虎加人参汤**治之，均可见效。

白虎汤善清气分热而效若桴鼓，方中生石膏用量应因时因证增损。临证无论伤寒或温病，凡邪热不解而大烦渴、脉洪大者，均可选用生石膏，用量也可依据体温高低而定，38℃以下20~30g；38℃以上39℃以下，可用30~60g；39℃以上持续不退符合应用指征者，可放胆用60~100g，必见良效。

治疗流行性乙型脑炎（即"乙脑"）高热，可在**白虎汤**中应用大量生石膏150~200g，可截断热毒之势，有效地保护因高热引起的损害。适应证必须为湿热炽盛之证，大量生石膏需武火煎煮，中病即止，不是久服之品。

《医宗金鉴》载**瓜蒌牛蒡子汤**，由瓜蒌、牛蒡子、天花粉、黄芩、生栀子、连翘、皂角刺、金银花、青皮、陈皮、柴胡、甘草组成。临证凡遇带状疱疹、急性乳腺炎、结节性红斑、痤疮证属热毒蕴结者，均可遵本方加减治之，收效好。

半夏白术天麻汤出自《医学心悟》，其功为健脾祛湿、化痰息风。临证治各种眩晕见舌苔腻者，均有良效。

临证若见心下痞、恶心、呕吐、肠鸣等症，均可应用**半夏泻心汤**治之，"但见一症便是"，不必拘泥经文中误下之后损伤脾胃之说。本方寒温并用，阴阳并调，亦为和解之剂，煎剂头煎、二煎合匀再浓缩，使药性合而为一，以调和脾胃升降，使寒热不致错杂相扰，半夏泻心汤具有和阴阳、顺升降、调虚实之功用。

笔者主张**半夏泻心汤**小剂量应用，效果明显优于大剂量。对于脾胃之治疗，以小剂量使用可使脾胃淤滞去，脾阳可振，肝气可舒，气机调畅则症减，诸证可愈。应用半夏泻心汤时，若脘腹胀满明显者可在应证方药中加丁香1g、木香3g、降香6g、石菖蒲3g，常收行气醒脾之效。方中大枣、甘草应用既可补脾和胃又可调和诸药，减轻苦味，使胃可纳脾可运，患者易接受。大枣用4~7枚，切碎入煎最好。口疮时作、大便偏稀或睡眠欠安、脸部痤疮、腰腿冷凉者，也可取半夏泻心汤治之，常收奇效。半夏泻心汤适用于胃热脾寒之证，但此证寒热未居上下，而是寒热交织在一起，故形成呕吐之证，因兼有脾寒，故见肠鸣下利之症。半夏泻心汤的寒热并用，目的在于调和中气，治心下痞。

半夏泻心汤中黄芩可用蒲公英代替，蒲公英清热解毒之力宏而无苦寒败胃之弊；素有内热者干姜用2~3g即可；配竹茹6g佐之，收和胃清热之效。

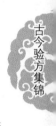

半夏厚朴汤对神经功能有良好的调节作用，哮喘病人应用有疏通气道的作用。临证用半夏厚朴汤合桂枝加厚朴杏子汤治疗哮喘。处方为桂枝10g、白芍10g、厚朴10g、苦杏仁6g、清半夏10g、紫苏梗10g、茯苓15g、炙甘草6g、生姜3片、大枣3枚，水煎服，日1剂。

圣愈汤出自《医宗金鉴》，是在四物汤基础上加黄芪、人参组成的。全方由熟地黄20g、白芍15g、当归12g、川芎9g、人参15g、黄芪12g组方。方中参、芪补气固表，熟地黄、白芍滋阴补血，佐当归、川芎活血止痛。本方为气血双补之剂，用于气血亏损之证有良效。

圣愈汤有益气活血、肝脾同治之功，本方对中风后遗症，外伤后肌肉萎缩等均有良效。

六 画

地黄饮子有滋肾阴、补肾阳、益气填精、化痰开窍之功。临床上对老年痴呆有治疗作用，现代临床已证实该方对皮质下动脉硬化性脑病患者的认知功能有改善作用，可在实践中运用。

地黄饮子由熟地黄、巴戟天、山茱萸、石斛、肉苁蓉、附子、五味子、肉桂、石菖蒲、远志、茯苓等组成。有滋肾阴、补肾阳、开窍化痰之功，临证治疗中风失语有良效。现代临床证实本方能有效地清除脑组织中的有害物质，减轻脑细胞的损伤，增强脑细胞的抗氧化能力，从而实现脑组织的有效保护。

芍药甘草汤为经方中应用最多的方剂之一。本方有柔肝舒筋、缓急止痛、敛津液、养阴血之功。《医学心悟》谓本方"止腹痛如神。脉迟为寒，加干姜；脉洪为热，加黄连。"中医认为肝藏血，肝主筋，肝血不足则筋脉失养，出现挛急疼痛之症。临证遇挛急疼痛之症，即可以芍药甘草汤为主治之，收效肯定。可根据证之虚实而定夺芍药，疼痛部位喜按者属虚用白芍，疼痛部位拒按属实择赤芍用之。现代临床研究表明本方对横纹肌、平滑肌的挛急有镇痛解痉的作用。

芍药甘草汤合四妙散加威灵仙，可治疗腰以下肢体疼痛、水肿属湿热痹证。芍药甘草汤合四金汤（郁金、金钱草、鸡内金、海金沙）可治疗泌尿系结石，不论是肾内还是输尿管或膀胱都能起到排石消石的功效，少则 1~2 个月，多则 3~4 个月，一般都可收到预期效果。

芍药甘草汤有酸甘化阴、缓急止痛之功。临床可据此理治疗下列疾病：三叉神经痛、胃肠痉挛、呃逆、不宁腿综合征、痉挛性咳嗽、咳喘见舌光无苔者等。

西黄丸即犀黄丸，由牛黄、麝香、乳香（醋制）、没药（醋制）等名贵中药组成，可作为肿瘤治疗的重要药物，临床证实确能抗肿瘤。

清代名医陈修园创用**百合乌药汤**治疗胃脘痛，即从肺治胃之代表，陈氏谓："百合其色白而入肺，肺主气，肺气降则诸气皆调。"方中百合与乌药之比例为 10∶3。

百合固金汤有养阴润肺、化痰止咳之功。配半枝莲、白花蛇舌草、白果、鱼腥草、丹参可用于肺癌病人的放疗后调理，可预防和治疗放疗的不良反应。

《沈氏遵生书》载**达郁汤**加味方，治肝气郁结所致阳痿，验之效佳。药物有柴胡、升麻、川芎、香附、刺蒺藜、桑白皮、橘叶、枸杞子、菟丝子、远志、石菖蒲。

当归贝母苦参丸出自《金匮要略》，原为治疗妇人妊娠血热、小便难之主方。临证凡遇郁热湿毒、瘀血滞阻于下焦见小便不利者，应用本方有良效。与滋肾通关丸合用可治前列腺疾病；与治肾六药合用可治急性泌尿系感染；与补中益气汤合用可治老年性尿道炎小便不利。

当归六黄汤药物有生地黄、熟地黄、黄芩、黄柏、黄连、黄芪、当归。该方滋肾水、泻三焦、益气生血、护脾胃，可以此方为主，合降糖三药（佛手、枸杞子、桑椹），用于糖尿病的治疗，常收佳效。

当归六黄汤出自李东垣《兰室秘藏》，被誉为"治盗汗之圣药"。本方除治盗汗外，根据其组方还可广泛地用于注意缺陷障碍、鼻衄、湿疹等病证，凡属气阴亏损、心肝火旺者均可以此方加减治之。方中黄芪补肺健脾，益气固表；三黄（黄芩、黄连、黄柏）清上、中、下三焦之热，量少用还可苦寒健胃；当归、熟地黄滋阴养血，又可制三黄苦燥寒凉；生地黄滋阴凉血、养血通痹。诸药补中有泻、寒温并用，故收益气固表、泻火养阴之功效。

当归四逆汤出自《伤寒论》，第351条："手足厥寒，脉细欲绝者。"本方可散寒气，调营卫，温通阳气，治疗冬春季妇人手足冷凉，兼见经期头痛者。

妇人经前腹痛不可忍见虚寒症者，**当归四逆汤**加吴茱萸生姜汤，有良效。方药：当归9g、桂枝6~9g、赤芍6~9g、细辛3g、川木通6g、炙甘草5g、生姜15g、吴茱萸3~6g、大枣10枚（劈开入煎）。水煎2次合匀，加黄酒适量，分2次服，临床对经前、经中或经后腹痛，手足逆冷者均可用之。

经方**当归四逆汤**有温经散寒、养血通脉之功。若见痹证，下肢冷凉者可加桑寄生、穿山龙、淫羊藿、怀牛膝治之；男子疝气，见少腹冷凉者可加小茴香、乌药、橘核、荔枝核、木香治之；本方加佛手可治冻疮或预防冻疮；妇人手足逆冷、少腹冷痛，用之亦效。

《严氏济生方》中**当归饮子**加枳壳、白术可治肌肤奇痒，其理求之于"脾主肌肉""诸痛痒疮，皆属于心""治风先治血，血行风自灭"。常用量为黄芪30g、防风15g、当归20g、川芎10g、白芍20g、生地黄30g、刺蒺藜30g、生何首乌15g、荆芥6g、枳壳10g、生白术20g、生甘草6g，水煎服，日1剂。此方为河南中医药大学老中医常用方，治皮肤肌肉瘙痒或奇痒。

当归补血汤为补气补血之效方。其用药药量比例为当归：黄芪1：5，即当归二钱、黄芪一两。当归养血和营，补虚治本，

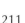

可使无形之气不致散失，使气有所依。正如中医理论所谓"血为气之母""血能载气"。中医认为，人身就是气血二字，气血存则人生，气血已则人亡，气血充则五脏和而生生不息。临床实践证明，凡血虚、气虚均可用当归补血汤，其中奥秘在本方既补气又补血也。

当归拈痛汤出自《医学启源》，此方由苦温、苦寒两组药物组成，再佐以淡渗之品成方，临床上对湿热壅滞所致诸证，有宣通气血、和畅经脉之良效。凡湿热为患的内、外、皮肤各种诸疾本方皆可应用，清代张石顽称此方为治"湿热疼痛之圣方"。方药：羌活15g、防风9g、升麻3g、葛根6g、白术3g、苍术9g、当归9g、人参6g、甘草15g、酒浸苦参6g、炒黄芩3g、酒洗知母9g、酒炒茵陈15g、猪苓9g、泽泻9g，水煎服，日1剂。

本方妙在气味配伍，方中羌活、防风辛温，祛风胜湿；升麻、葛根苦辛平，引清气上升；白术甘苦温，和中除湿；苍术苦燥，能燥湿健脾；当归辛温活血，通络止痛；苦参、黄芩、知母、茵陈皆为苦寒清热，燥湿利湿之品；猪苓甘温平，泽泻咸平，均可淡渗利湿；人参、甘草甘温，能制苦寒，可防诸药伤胃之弊。

仲景的**竹叶石膏汤**，可用于多种热性病的治疗，常收奇效。治外感高热不退，用感冒群药与其合方，往往用药1~2剂，即收热退症减之殊功。

血府逐瘀汤出自王清任的《医林改错》，由桃仁、红花、当归、生地黄、川芎、牛膝、桔梗、柴胡、枳壳、甘草组成，主治血瘀证。临证对胸痛、头痛日久，痛如针刺而有定处，或呃逆日久不止，或内热烦闷，或心悸失眠，急躁易怒，入暮潮热，口唇紫暗，或两目圈黯黑，舌暗红或有瘀点瘀斑，或见舌下络脉紫暗怒张，脉涩或弦紧者均可用之，多收良效。

血府逐瘀汤可治疗生活无规律或情感易波动之人出现的顽固性失眠、月经不调、黄褐斑等，均有良效。临证在应用血府逐瘀汤时，请留意以下几种情况：一是病程长，症状错杂，常规治疗疗效不明显；二是一切怪病，患者诉说症状复杂，经多方医治不效；三是患者精神状态尚好，无憔悴之态，舌下络脉青紫怒张者。所述三种情况均可视作血府逐瘀汤的选择要点。

血府逐瘀汤合活络效灵丹加郁金、木香、大黄，治疗胸壁挫伤，有良效。间断性失眠，临证多责之瘀血，其症为夜寐梦多、间断不寐、寐中易惊醒，伴头痛目眩健忘或胸闷心悸，舌紫黯有瘀斑，舌下络脉青紫，用血府逐瘀汤治之多效。正如《医林改错》谓："夜不能睡，用安神养血药治之不效者，此方若神。"临证凡遇此类失眠，凡具备以下的指征者效更著：一是失眠伴头痛，精神紧张；二是妇人月经不调；三是乱梦纷纭；四是曾服用安眠药无效。血府逐瘀汤通过活血化瘀而达调整人体气血阴阳平衡，从而纠正了失眠，此遵循《黄帝内经》"疏其气血，令其调达而致和平"之意。

顽固性皮肤瘙痒可用**血府逐瘀汤**加浮萍治之，有良效。

血府逐瘀汤加巴戟天、淫羊藿、鹿角胶可治妇人肥胖、月

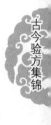

经不调诸症，常收奇效。

张锡纯创**安冲汤**，方载《医学衷中参西录》。方剂由白术、生黄芪、生龙骨、牡蛎、生地黄、生白芍、海螵蛸、续断、茜草组成，有益气固冲、止血调经之功。临床广泛用于月经过多、经期延长、崩漏等，效果可靠，全方脾肾同补，气血同调，止血不留瘀，祛瘀不伤正气，故对各种原因所致月经不调有效。

中成药**安宫牛黄丸**对急性脑血管病有护脑、开窍之殊功，对脑出血致中枢性高热有退热之力，临证对闭合性颅脑损伤也有良效，对病情稳定和改善记忆力有帮助。服用方法为日1丸，病重者鼻饲，连用3~7天。本药为贵重药，价位高，应用时要与病人或家属商量，同意者可择用。

《医学心悟》载**安神定志丸**原为惊悸而设，现临证可用于顽固性失眠、焦虑症、心律失常、梦游、癫痫等。

导赤散源自《小儿药证直诀》由生地黄、木通、甘草梢、淡竹叶组成，具有清心养阴、利水通淋之功，主治心经有热或心热移于小肠。其组方特点是清热与养阴之品配伍，利水而不伤阴，泻火而不伤胃，滋阴而不恋邪，方中竹叶清心，生地黄养阴，木通利水，甘草调和诸药，既可防生地黄滋阴太过，又防木通利水伤阴，四药相伍，共奏清心导赤、利水养阴之功。方中木通用量3~6g，不可随意增量以免产生毒性反应。

异功散即四君子汤加陈皮方，该方能补益后天脾胃之气，以资助元气，充实宗气，从而增强心肺功能。中医认为脾胃旺盛，运化正常，水谷精微即可上调心肺，下滋肝肾，升降正常，心肺功能处于正常状态。因为脾胃为后天之本，土为万物之母，土能生金，济生元气，以增强宗气动力，从而推动心脉运行。临证凡遇心肺疾患，均可通过培土生金法调治，收效良好。心肺功能受损害多见面色青紫无华，口唇紫暗，舌质紫暗，舌下络脉紫黑怒张，脉细涩或见结代，此乃久病入络之征象。可取异功散加当归、地龙、赤芍、桃仁、丹参、川芎、葶苈子、紫苏子、炒莱菔子治之。

应用**阳和汤**要抓住该方应用要点，即"寒邪凝滞"之病机，灵活加减，常收奇效，该方诸药可温通督脉，故腰背病痛可用之。笔者取阳和汤合活络效灵丹治腰椎间盘突出致腰腿痛，收到肯定疗效。产后腹痛手足冷凉，阳气不运者，可取阳和汤加桔梗、小茴香、乌药、炒王不留行、延胡索治之。阳痿腰膝冷凉，少腹阴冷不适，舌淡苔白，脉沉迟者，可取阳和汤加蜈蚣、白芍治之。口舌生疮，食寒凉之品致胃纳差、手足冷、便溏、舌淡、脉弱者，可取阳和汤合半夏泻心汤加翻白草治之。眩晕血压偏低，肢冷，脉弱者，可取阳和汤合半夏白术天麻汤加仙鹤草治之。

阳和汤为外科方剂，专为阴疽所设。其功效滋补肝肾、温阳散寒、搜痰通络、宣发透毒。本方对结核类疾病、慢性骨关节病、类风湿性关节炎等凡属血虚寒凝者，用之多效。本方对慢性支气管炎、肺气肿病人使用，有改善肺功能作用。本方合活络效灵丹加怀牛膝、穿山龙，治疗因腰椎间盘突出、腰椎滑脱、腰椎骨质增生的腰疼腿疼就诊者，用之效果可靠。如气血虚寒者可酌情加入补气扶正之品，疗效更佳。

阳和汤出自清代王维德《外科证治全生集》一书。但对经络阻滞、痹阻于肌肉筋骨血脉之症亦为切要。本方取阳和之名，有阳光一照寒凝顿解之意。方中鹿角胶乃血肉有情之品，有温通督脉、补益精髓的功效，因其价昂贵，笔者常用鹿角霜代之，收效亦佳，用量需在 20g 以上。熟地黄滋阴养血，在鹿角霜相助之下壮督养血为方之君；炮姜、肉桂温经通络；白芥子善祛皮里膜外之痰，有祛痰通络之效；甘草和中解毒，调和诸药。本方使用时重用熟地黄，大剂量熟地黄与小剂量麻黄相伍补而不腻，小剂量麻黄与重剂熟地黄解肌而不致表散。全方能温补营血之不足，解散阴凝之寒湿，使阴散阳用，寒消湿化。笔者用本方治疗强直性脊柱炎、腰椎间盘突出所致腰背冷凉、拘挛不适，有良效。

防风通圣丸有解表、泻下、清热的作用，汗、下、清三法同用可使气血畅通。临证与五福化毒丸合用治疗痤疮有效。

防风通圣丸有表里双解、散风清热之效，临证对内郁热，表受邪诸证均有佳效。临床上对肥胖症、急性化脓性中耳炎、脑病后遗症、慢性阑尾炎、高血压病、体胖便秘、斑秃、扁平疣、春季结膜炎等均有治疗效果，方法是本品 6g，日 2~3 次，小儿半服用。

外科经典名方**如意金黄散**具有活血化瘀、消炎止痛的功效，应用时可用医用凡士林或香油调膏外敷，用保鲜膜覆盖，纱布包扎固定。如意金黄散出自《外科正宗》，药物组成为大黄、黄柏、姜黄、白芷各 25g，胆南星、陈皮、苍术、厚朴、甘草各 10g，天花粉 50g，共研细粉备用。临证多用 8 份凡士林，2 份如意金黄散调匀装瓶备用。临床常应用于痈疽发背、疔疮乳痈、跌打损伤及天疱疮、丹毒等属于阳证者。

七　画

寿胎丸首载于张锡纯《医学衷中参西录》，为临床保胎效方，常用于治疗滑胎和预防流产。该方由菟丝子、桑寄生、续断、阿胶四味药组成。方中菟丝子大补肾气，肾旺自能养胎；桑寄生补肝肾，有安胎之功；续断补肾阳；阿胶补血，滋阴补肾。诸药合用滋阴补肾，养血安胎，体现中医"阴中求阳，阳中求阴"之旨，为预防流产之良方。河南中医药大学门成福教授运用该方选加炒白术、黄芩、砂仁、麦冬、陈皮诸药组成加味寿胎丸。以寒热并用，补泻兼施之法治疗先兆流产，收效良好。临床观察先兆流产以肾虚胎元不固为多见，常用加味寿胎丸为主方治疗。若见妊娠恶心呕吐明显，可加姜半夏、竹茹、紫苏梗；若见腰酸，小腹下坠症状加杜仲、升麻炭；若见阴道出血则加用杜仲炭、仙鹤草。阴虚血热型患者在肾虚基础上更偏重于阴虚血热，患者除表现为腰酸，腹痛，小腹下坠，阴道下血量稍多、色鲜红的症状外还可见咽干口渴、心烦失眠、大便干结，舌红少苔，脉细数之象。此型之治疗，门教授常在加味寿胎丸基础方中加入太子参、白芍、玉竹，以滋阴清热凉血；并酌情加入止血之生地黄炭、升麻炭、荆芥炭，可使病情得以迅速缓解。

苏子降气汤出自《太平惠民和剂局方》，可治疗上盛下虚发生的梅核气，疗效理想。临床应用可在本方基础上，肉桂减量为3g，另加桂枝5g，常有药到病除之效。因本方不但降气化痰，还可纳气归元，复借桂枝通阳宣痹，下气降逆取效更捷。常用量如下：紫苏子8g、炙甘草6g、清半夏8g、当归5g、肉桂3g、前胡3g、厚朴3g、桂枝5g、生姜3片，水服煎，日1剂。

咳喘痰多，遇寒则发，痰涎黏而难咳，可用《肘后方》录华佗**皂角干姜甘草汤**治之，有奇效。方药：皂角刺、干姜、甘草各6g，水煎服，日1剂，方取皂角刺最善化黏痰也。

傅青主之**完带汤**由白术、山药、人参、白芍、车前子、苍术、甘草、陈皮、荆芥、柴胡。原为脾虚肝郁，湿浊带下而设。临床实践已证明，临床凡辨证为脾虚肝郁者，不论何科疾病皆可选用之。

临证常用方剂**补中益气汤**，既可补中益气又能用于虚人感冒的治疗。这是因为脾胃内伤病人，元气虚弱，容易得感冒。患感冒后当然要治疗感冒，但用一般感冒药，往往疗效不好，若在应证方药中加入参、芪之药，增加抗病能力，常能收效。笔者治虚人外感常用小剂量补中益气汤合香苏散加青蒿、羌活、蒲公英治之。补中益气汤加枳壳，可治中气不足、气虚下陷所致脏器下垂。本方加仙鹤草、大枣，可治病后气血虚弱或慢性出血致气血大亏。临证凡属中气虚弱所致之气虚发热、阳虚自汗、中气下陷诸证，用补中益气汤均效。气虚发热加青蒿、桂枝、白芍、白薇；阳虚自汗加桂枝、白芍、山茱萸、桑叶；中气下陷诸证在应证方药中加干姜获效更速。老年尿路感染久治不效，用补中益气汤加青蒿、白花蛇舌草，以红糖为引，用之即验。

补中益气汤合千金苇茎汤加辛夷、木香，可用于慢性鼻炎的治疗，有一定的疗效。

肛门手术后患者若有后重感，临床可用**补中益气汤**加乌药15g、百合15g、木香6g治之，常收奇效。

补阳还五汤为王清任《医林改错》方，药物由黄芪、当归、川芎、赤芍、桃仁、红花、地龙组成。为临床常用活血化瘀方剂，治疗中风后遗症属气虚血瘀者，肝阳亢者忌用。血压高者可加怀牛膝、菊花；血脂高者可加焦山楂、草决明、荷叶；大便干者加枳实、羌活、大黄；血糖高者加佛手、枸杞子、桑椹。该方重用黄芪补元气，意在气旺血行，祛瘀通络，赤芍、当归、桃仁、红花、川芎活血化瘀，地龙通络，研究表明补阳还五汤能减轻脑梗死、脑缺血造成的脑损伤。

元代李仲南撰《永类钤方》中之**补肺汤**，可作为当下治疗慢阻肺之稳妥方。因为本方为益气护阴，润燥止咳，顾及肺、脾、肾三脏之方。方中参、芪归脾肺经，熟地黄滋肾填精，五味子能上敛肺气、下滋肾阴，桑白皮泻肺化痰，紫菀润肺止咳。临证应用本方时可去人参加用太子参，加泻肺、平喘、利水强心之葶苈子疗效更佳。常用方药：太子参15~20g、黄芪20~30g、熟地黄10~30g、五味子3~6g、紫菀10~20g、桑白皮10~20g、葶苈子10~20g。

八 画

羌活胜湿汤由羌活9g、独活9g、防风6g、川芎6g、藁本6g、蔓荆子6g、炙甘草3g组成。方中二活（羌活、独活）为主药，祛风除湿，散寒止痛；防风、藁本发汗止痛为辅药；佐川芎调血祛风；合蔓荆子散湿止痛；甘草调和诸药为使。临床证实，本方加白芷有抗炎、镇痛、解热、镇静、降压、扩张血管的作用，可治疗风湿在表，头重头痛、腰背疼痛或周身疼痛。目前，临床常用于治疗感冒而见周身疼痛者，也可用于风湿性关节炎，偏头痛患者。风寒感冒加荆芥、生姜；风湿痹证加秦艽、追地风、千年健；偏头痛合小柴胡汤；高血压项强加葛根、赤芍。

《肘后方》之**苦参汤**由苦参、黄芩、生地黄三药组成。临床上治疗带状疱疹时，可在应证方中加入三药，可收良效。

《医宗金鉴》之**枇杷清肺饮**为治肺风粉刺之专方，由人参、枇杷叶、桑白皮、黄芩、黄柏、生甘草组成。其功为清热解毒、除湿化痰。临证若属脾胃湿热为主者合茵陈蒿汤；若湿热瘀滞者合桃红四物汤；若属冲任不调者合丹栀逍遥散均可收效。肺风粉刺的治疗原则不外清热、解毒、燥湿、祛痰、化瘀、散结。常用药有炙枇杷叶、桑白皮、连翘、黄柏、栀子、蒲公英、夏枯草、陈皮、赤芍、益母草、白花蛇舌草、浙贝母、荆芥、防风。

效验**败毒散**方，该方主要功效为清热解毒、散结消肿。药物配方为生石膏60g、寒水石60g、明矾30g、黄柏30g、生甘草20g，共为细末，用香油调糊，涂患处，2日换药一次。主治热毒痈肿、湿疹、丹毒。本方对急性淋巴结炎、静脉炎、注射硬结、急性淋巴管炎、皮肤疖肿，均有效。湿疹有渗出者可干洒药末即可。

知柏地黄汤加水蛭、生麦芽、鸡内金，可治因精液液化不良之男子不育症，有效。方中鸡内金、麦芽、水蛭三药合用，可调节全身酶之活性，有利于精液液化物质的补充及功能的恢复。

金水六君煎可治咳则遗尿症，即中医常说的膀胱咳，现代医学称之为压力性尿失禁。此症临床女性多见，用力后遗尿，如咳嗽、用力搬物、大笑时，腹腔的压力超过尿道的压力，因而出现漏尿、出现咳则遗尿等临床表现。金水六君煎临证应用时，熟地黄、当归宜重用，二陈汤（陈皮、半夏、茯苓、甘草四药）诸药用量宜小。本方主治肺肾阴虚，痰浊上泛之咳嗽呕恶、喘逆多痰、痰带咸味或咽干口燥、自觉口咸诸症。临证应用指征有二：一是老年患者见上症者，二是痰带咸味或咽干夜甚者。

金水六君煎为张景岳所创，此方对久咳久喘或老年肺肾虚弱、痰湿内盛有殊效。久咳久喘以痰湿为标，肺肾阴虚为本，临证除咳、喘、痰外，尚可见面容憔悴、神倦乏力、舌苔花剥或伴有苔腻等症状，其中应用本方的辨证要点即痰咸。"痰咸"为用方之秘，不可不知，其中之妙值得品味。

金铃子散出自《太平圣惠方》，录自《袖珍方》。方中金

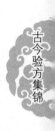

221

铃子疏肝行气，清泄肝火而止痛；延胡索可行血分之滞，擅长止痛。金铃子散有清热疏肝、行气止痛之效。临床常用于胃痛、胁痛、疝气痛和妇人经行腹痛等。

经方**炙甘草汤**由炙甘草、生姜、人参、生地黄、桂枝、阿胶、麦冬、火麻仁、大枣组成，方中炙甘草、生地黄重用方效。临床上可根据病情应用于心律失常病人，凡证属气阴两亏者均可应用，炙甘草用量为 15~30g，超过 15g 即配等量茯苓，可免水肿之弊；生地黄可用 30~60g，大便溏者在应用时配莲子 15g、山楂炭 10g，常收佳效。

泽泻、白术合用即经方**泽泻汤**，为治痰饮所致眩晕之效方，日本汉方医将其广泛用于眩晕的治疗而倍加推崇。治眩晕用其二药，取其化痰饮、升清阳之力，可使清阳升、浊水化而眩晕可停矣。

九 画

参苓白术散出自《太平惠民和剂局方》，原方诸药为末，枣汤调下，为治泄泻常用方。方中药有党参、白术、茯苓、山药、莲子、白扁豆、薏苡仁、桔梗、砂仁，诸药和脾胃，可补中焦之虚，助脾气之运，渗停聚之湿，行气机之滞，恢复胃纳脾运之职。为临床治虚人腹泻之方。

茵陈五苓散加金钱草、豨莶草、刘寄奴、车前草可统治肝细胞性黄疸，若结合辨证随症加减，收效优于一般治疗。上药若合逍遥散养肝血、疏达肝郁，其效更著。

茯苓桂枝白术甘草汤是治疗水气病的一张名方。《伤寒论》中张仲景用其治疗太阳病误用吐下所致脾胃阳虚，水停心下之证，原文第67条："伤寒，若吐、若下后，心下逆满，气上冲胸，起则头眩，脉沉紧，发汗则动经，身为振振摇者，茯苓桂枝白术甘草汤主之。"《金匮要略·痰饮咳嗽病脉证并治》记载："心下有痰饮，胸胁支满，目眩，苓桂术甘汤主之。"和"夫短气有微饮，当从小便去之，苓桂术甘汤主之，肾气丸亦主之。"苓桂术甘汤有健脾渗湿，温阳化阴之功。方中茯苓淡渗利水；桂枝温阳降冲，助气化以行水；白术、甘草补脾和中以制水。临证凡是脾虚湿聚之证，均可以本方治之，常收佳效。

枳术丸有畅通胃肠之殊功，能够促进胃肠蠕动排空，治疗胃肠病可选之。便干数日不行可用生白术 40~90g；便溏用炒白术 10~20g；中焦痞满用炒枳实；胁肋胀满枳壳可用。枳实善走中焦，枳壳善走两胁。枳术丸为健脾化积、消痞之良方，脾胃病兼有脾虚气滞，饮食停聚者尤为适宜。

经方**枳实芍药散**即枳实与白芍相伍，有除胀满、解痉挛、缓急止痛之殊功。临证对胆结石、胆囊炎等均可重用枳实、枳壳、炒白芍三药，诸药可缓解胃肠平滑肌痉挛，既可减轻胆管内压力又可促使结石排出，可收解痉止痛、利胆排石之功。三药重用本身就有通便作用，医者不可不知。

栀子干姜汤加川楝子可治急性胆囊炎或胆石症急性发作，

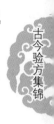

证属上热下寒者有良效。处方为栀子 9g、干姜 6g、川楝子 12g，水煎服，日 1 剂。

栀子豉汤中栀子与淡豆豉相伍宣郁清热，能开胸膈之郁闭，可令胸膈之热外达。此方不仅可以用于外感热病之热郁胸膈所致虚烦，又可用于内伤杂病见无形邪热扰于胸膈者，二者均可用之。脾胃虚寒便溏者，仲景告诫曰："不可与服之。"

李东垣《内外伤辨惑论》载**厚朴温中汤**，原文称："厚朴温中汤治脾胃虚寒，心腹胀满，及秋冬客寒犯胃，时作疼痛。"临证应用本方重在祛邪，本方温中宫则水湿通畅，调滞气则胀宽痛解。常用方药剂量如下：厚朴 9g、陈皮 9g、炙甘草 3g、草豆蔻 12g、茯苓 12g、木香 6g、干姜 3g，水煎服，日 1 剂。

偏头痛者，头半边痛是也。在左属风及血虚，风用荆芥、薄荷，血虚用川芎、当归、柏子仁、芍药。在右属痰与热，痰用苍术、半夏，热用酒炒黄连。李东垣《兰室秘藏》记载"选奇汤治眉棱骨痛不可忍。"**选奇汤**药物组成为羌活、防风二钱，甘草一钱（夏生冬炙），黄芩一钱五分（冬炒用），水煎，食后服。

香苏散出自《太平惠民和剂局方》由紫苏叶、香附、陈皮、炙甘草四味药组成，治四时风寒表证，老弱幼妇皆宜，肺胃受寒者最宜，既可发汗解表又能理气健胃，药性平和，四时皆宜。辨证灵活运用，本方对四时感冒、心身疾病、消化系统疾病、梅核气、妇科杂病等均有明显疗效，药味不多，但值得玩味。

复元活血汤可治疗跌扑瘀血证。方药为柴胡 9g、天花粉

9g、当归尾9g、穿山甲9g、桃仁6g、红花6g、大黄6g，清水煎煮，2次和匀，兑入黄酒50~150ml，分3~4次服。凡跌打损伤，不论新旧，不分上下，诸痛者应用本方均效。伤在上肢加桂枝6g、桑叶15g；伤在下肢加川牛膝10g、木瓜15g；局部肿痛皮色正常可加陈皮、木香；局部肿硬加丹参15g、乳香6g、没药6g；局部青紫加赤芍10g、紫草10g、连翘20g。方中穿山甲价昂贵，可用苏木10g、泽兰10g代之。

保元汤为明代魏直原著《博爱心鉴摄要》方，原方由人参1钱、黄芪3钱、甘草1钱、肉桂5~7分、生姜1钱组成，功效为补气益阳、扶弱补虚，可用于元气虚弱、气血虚弱诸证，在临床上广泛用于气虚、免疫失调引起的各种疾病。应用时可用党参代人参。对哮喘病人可加海螵蛸、补骨脂、五味子。对心悸兼水肿病人重用黄芪可加丹参、泽泻。配伍得当常收较好效果。

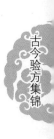

保和丸可治疗急慢性肠炎、消化不良属食积者。本方消食祛积兼清热，临床抓主证即可应用，症见脘腹痞满，嗳腐吞酸，厌食呕吐，或大便泄泻，舌苔厚腻，脉滑。方中山楂消肉食油腻之积；半夏醒脾健脾；茯苓渗湿和胃通降，健胃消食；莱菔子行气化食泄湿消痰；神曲消食化湿；食积湿蕴易化热故加连翘清热散结；诸药共奏消食和胃、祛湿化痰之功。

经方**侯氏黑散**治疗原发性高血压病确有良效。此经验源于山西省中医院，笔者认为仲景将此方作为中风首方，其意深刻。方药：菊花40g、白术10g、防风10g、桔梗9g、黄芩6g、细辛 3g、茯苓 3g、牡蛎 3g、人参 3g、明矾 3g、当归 3g、干姜 3g、川芎 3g、桂枝 3g，水煎服，日 2 次分服。本方有除湿蠲痹、散风活络之功，可用于中风初期恶寒发热，头痛目眩，言语不利。

独活寄生汤加制马钱子 1g 水煎服，可用于腰椎间盘突出症的治疗。应用时要注意马钱子的炮制方法，先砂烫，后油炸，使其毒性降低，同时配生甘草 5~10g 更为安全。水煎用量在 1g 以内，则无中毒现象。

《仁斋直指方》**养心汤**由炙黄芪 15g，茯神、茯苓、半夏曲、炒酸枣仁、当归、柏子仁各 9g，川芎、炙远志、五味子、人参各 6g，肉桂、甘草各 3g，大枣 2 枚，生姜 5 片组成。其功效为益气、宁神、养心，其组方特点一是心之气血阴阳并补，二是调畅气血与宁心安神并施。临床治疗胸痹、心悸等疾病收效较好。对功能性和器质性心脏病，原发性低血压病均有良好效果。

年老津枯、大便干结不行者可用朱丹溪**活血润燥生津汤**，药物组成为当归 9g、白芍 9g、熟地黄 9g、天冬 6g、麦冬 6g、瓜蒌 6g、桃仁 3g、红花 3g，水煎服，日 1 剂。

《千金方》**神明度命丸**由芍药、大黄两味药组成。"治久患，腹内积聚，大小便不通，气上抢胸，腹中胀满，逆害饮食。""治胁下邪气积聚，往来寒热如温虐。"从本方可看出大黄与芍药同用，能通利二便，并能消除胁下邪气积聚，对实性腹痛有效。二药相伍对肝脾肿大腹水、二便不利有效。

十 画

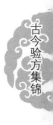

真武汤合生脉散加丹参、葶苈子，治疗充血性心力衰竭有效。病重者可在常规西医治疗的基础上辅用中药疗法。葶苈子含有强心苷，能增强心肌收缩力、减慢心率，能增加衰竭心脏输出量，降低静脉压，其强心作用与毒毛旋花子苷 G 相似，且作用时间快，其强心作用已被医学界承认。

桂枝加龙骨牡蛎汤为仲景方，出自《金匮要略》。方药由桂枝、甘草、芍药、龙骨、牡蛎、生姜、大枣组成，本方有调和阴阳、潜阳敛阴之功，临证用于妇人断经前后诸证，有良效。方中龙骨、牡蛎具有调和阴阳，安神定志功效。作用于神经系统，具有镇静作用，可治疗心悸、失眠。

临床上对于虚喘之人可用**桂枝汤**温运脾阳；二陈汤和胃化痰；干姜、五味子、细辛温化寒饮，收敛肺气；再入党参、核桃仁助肾纳气。诸药合用喘逆自平矣。

桂枝汤有双向调节之功，体温高者用之可解热，体温低者可升体温至正常；无汗、少汗能发汗，多汗能止汗；对肠蠕动也有双向调节作用。

桂枝汤既能发汗又能止汗，因其调和营卫，故发汗不伤正，止汗不留邪。桂枝汤外能解散风邪、调营卫，内能理气血、

227

协阴阳、和脾胃。临床应用广泛，不仅用于外感，也常用于杂病。使用本方若用于调和营卫，桂枝白芍需等量应用，否则就不能起到调和营卫的作用。临证通过察色按脉而增减桂枝、白芍药量，都会改变其治疗方向。应用桂枝时，若作为肢末引经药 3~5g 即可；若温通血脉，恢复心脉运行则可重用 9~15g；超过 10g 需佐牡丹皮，则药性趋向平和，温和通脉而不生火，因为桂枝散寒结，牡丹皮散热结，二药等量用之则阴阳平衡也。

桂枝汤在临床上能治很多不同的病症，如虚人感冒、夏日腹泻、鼻塞流涕（过敏性鼻炎）、自汗盗汗、颈项强痛（颈椎增生）、风湿身痛等，其病机均为营卫不和，肺气不足，脾胃失和，所以均可用桂枝汤加减治之。不论为何病，只要营卫不和皆可取桂枝汤。

姜春华老中医分析**桂枝汤**的作用："本方用于伤风感冒；自主神经功能紊乱之常自汗出者；时发低热，手多汗者；预防冻疮；并能调经，促进消化。"姜氏经验对临床有指导意义。

金寿山教授认为："**桂枝汤**是《伤寒论》第一方，它有发汗作用，而实际它不是发汗之剂，是和剂。和什么？调营卫是也。正因为调和营卫，所以服桂枝汤后通过发汗而能退热或止汗，不仅热病可用，在杂病中也可用，对于不明原因之长期低热，用桂枝汤退热有良好效果。《伤寒论》第 54 条'病人脏无他病，时发热，自汗出而不愈者，此卫气不和也，先其时发汗则愈，宜桂枝汤。'我看这里指的是杂病。所谓甘温除热之方，首推桂枝汤。"

程门雪老中医应用桂枝汤最重要的有 4 个加减法，即寒加附子，热加黄芩，虚加人参，实加大黄。虽然只加用了一味药，已经属于变法。桂枝汤不温阳，加附子就是温阳；桂枝汤不清热，加黄芩就清热，就不忌用于阳盛；桂枝汤不补虚，加人参就补虚；桂枝汤不攻实，加大黄就表里双解。

桂枝茯苓丸方加丹参、牛蒡子、沙参、荆芥可用于肺病，证见面色暗红，唇舌紫暗，动则气喘，胸痛。便秘可加大黄、炒莱菔子；下肢浮肿，腰痛，小腿抽筋，或小腿皮肤发暗或肌肤甲错加牛膝。桂枝茯苓丸加大黄、牛膝，可用于尿毒症治疗，此方可称为中药透析方，验之有效。

现代医学研究表明，**桂枝茯苓丸**具有改善血液流变性、抗血小板凝集、调节内分泌功能、抗炎、镇痛、抗肿瘤等作用。临证若加海藻、海浮石、连翘、三棱、莪术、三七、水蛭，可用于盆腔包块、子宫肌瘤、睾丸炎、精索静脉曲张等，均有效果。

清代乾隆皇帝之御医黄元御治疗鼻炎两方。鼻流清涕用**桔梗玄参汤**：桔梗、玄参、苦杏仁、橘皮、半夏、茯苓、生姜各 9g，甘草 6g，水煎服，日 1 剂，连用 3~5 天即效；鼻流黄涕可用五味石膏汤，药用五味子 3g，生石膏、苦杏仁、半夏、玄参、茯苓、桔梗、生姜各 9g，水煎服，日 1 剂，连用数剂。

《金匮要略·消渴小便不利淋病脉症并治》载**栝楼瞿麦丸**（附子、瞿麦、瓜蒌根、茯苓、山药），本方集寒温、通涩、润燥诸法于一方，很有特点。临床对老年性前列腺炎，前列腺增生出现的小便不畅有效。有人认为，本方对膀胱癌有防治效果，可在临床进一步研究。

桃红四物汤出自《医垒元成》，录自《玉机微义》，原名加味四物汤，四物汤加桃仁、红花而成，本方有较好的改善血流动力学、抗血栓的作用，可用于急性脑中风的治疗。方中桃仁、红花、川芎、赤芍行气活血，当归活血补血，熟地黄滋阴凉血，可防活血药过于峻猛而变生他证，为临床常用方剂。《蒲辅周医疗经验》载："此方（四物汤）为一切血病之方。凡血瘀者，改白芍为赤芍；血热者改熟地黄为生地黄。"

柴胡疏肝散的应用：

（1）瘀血疼痛，痛有定处，久痛入络者加蒲黄、五灵脂或乳香、没药；

（2）气滞疼痛者加木香、香附；

（3）胃脘痛喜暖喜按者加吴茱萸；

（4）抗幽门螺杆菌感染者，用黄连、蒲公英、槟榔可直接杀灭幽门螺杆菌，黄连厚肠胃，蒲公英解毒消炎健胃；

（5）脾胃虚寒者加吴茱萸、肉豆蔻；

（6）呃逆者加丁香、柿蒂、旋覆花、代赭石；

（7）脾胃虚弱者加白术、党参、白扁豆；

（8）舌苔腻停湿者加藿香、佩兰；

（9）肠鸣亢进者，桔梗、防风用其一；

（10）矢气少者，用炒莱菔子配大黄。

逍遥散为治郁首方，有疏肝气、理肝血之功效。若加健脾益气之品党参、白术、太子参、浮小麦，可收心肝脾肾同调之效，加减方可广泛用于治疗心悸、少寐、妇人经血不调属心肝脾肾虚者。

临证凡遇前列腺疾病，证属正虚邪留、痰瘀互结者，可用《医学心悟》之**透脓散**加天花粉、浙贝母、桔梗、白花蛇舌草、甘草治之，有效。方药：生黄芪 20g、当归 6g、川芎 3g、天花粉 15g、穿山甲 6g、金银花 10g、皂角刺 15g、浙贝母 15g、桔梗 6g、白芷 6g、甘草 6g、牛蒡子 6g。

孙思邈《千金翼方》中**健脾汤**主治脾气不调使人身重如石、欲食即呕、四肢酸削不收。主药为生地黄，佐以黄芪、芍药、甘草，指明地黄有补土培中之功，临床也证明地黄有健胃补土、健胃进食之效，但识者少，多云地黄腻膈，殊不知凡心、肝、肺、肾阴虚者，若见纳少者尤宜，便溏脾虚者不宜。叶天士补脾阴法，就将熟地黄作为主药，并常与炒白扁豆、沙参同用，目的在于取其健胃养胃之功。可参阅《未刻本叶氏医案》，更可悟其深义。

资生汤为张锡纯《医学衷中参西录》方，方药：山药 30g，玄参 15g，炒白术、炒牛蒡子各 9g，鸡内金 6g。功效为健脾助运、益气养阴。治劳瘵羸弱已甚，饮食减少，喘促咳嗽，身热脉虚数，及血虚经闭。若内热甚加生地黄 15g。

资生健脾丸即资生丸，出自《先醒斋医学广笔记》（明代缪希雍著）。方药：人参 6g，白术、莲子肉、白扁豆各 10g，山药 12g，茯苓、薏苡仁各 15g，神曲 5g，甘草 3g，藿香、橘红、桔梗、白豆蔻各 6g，黄连 4~5g，泽泻 9g，芡实、山楂、麦芽各 10g，研细末，水泛为丸，每服 6g，一日 2 次。

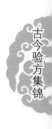

功效为健脾益气。治妊娠气虚，面色无华，食少纳呆，心悸少寝，神疲懒言，少腹坠感，舌质淡，脉弱；或脾胃虚弱，运化无力，出现纳呆腹胀便溏等消化不良症；或术后体弱，体力难复者。

凉膈散出自《太平惠民和剂局方》，近代多数用汤剂，其常用量为大黄、竹叶、薄荷、生白蜜各 6g，芒硝、黄芩、栀子各 9g，连翘 18g、甘草 3g。本方擅长治疗膈上心肺、膈下肠胃实火，实为解表清里、泻火解毒之良方。本方加柴胡、枳实、白芍、甘草、金钱草、茵陈治疗急性胆道感染，数剂可效；治大叶性肺炎、肺脓肿，本方合千金苇茎汤治之甚验；治疗急性阑尾炎，本方加牡丹皮、桃仁、赤小豆、虎杖、金银花其效良好。本方善治热病，必须具有阳明腑实证，若兼有卫分之证，或肺气郁闭者尤适宜。

益气聪明汤治疗上气不足所致低血压、颈椎病、眩晕、耳鸣、健忘、不寐者，有良效。临证表明，该方对消除患者疲倦、眩晕，改善睡眠、增强记忆力、提高视力、升高血压、增加脑血流量均有良效。

涤痰汤出自《奇效良方》，原方主治"中风，痰迷心窍，舌强不能言。"本方具有益气祛痰、化浊宣窍的作用，常用于急性脑血管病的治疗，方中天南星、半夏、竹茹、橘红、枳实、茯苓燥湿化痰，清热除烦；石菖蒲化痰开窍，镇惊醒神；人参、甘草、茯苓、补气健脾渗湿。辨证应用于痰湿蒙闭型中风。现代临床证实涤痰汤有降血脂、降血液黏稠度的作用，能促进颅内出血吸收，对脑出血患者有保护作用。

调经汤出自《医学传心录》。药物组成为当归、益母草、川牛膝、丹参、延胡索、生地黄、牡丹皮、红花。功用为通经，治妇人月经不调。

其临床加减方如下：寒加良姜桂，气郁合四七，不孕紫石英，倦者泽兰同，闭经用卷柏，血虚合四物，腹胀用异功，不定用定经（汤），腹痛加海螵蛸，失眠酸枣行，此方虽平淡，疗效都说行。

方解：方中当归性温，味辛甘，补血活血，用于月经不调、经闭、痛经，为妇科调经要药；益母草性微寒，味辛苦，活血祛瘀，用于妇人血脉阻滞之月经不调、经行不畅、小腹胀痛、经闭，为妇科经产要药；川牛膝性平，味苦酸，活血祛瘀，可用于瘀血阻滞的月经不调、痛经、闭经；川牛膝补肝肾、强筋骨，用于妇人腰膝酸痛，下肢无力；丹参性微寒，味苦，活血祛瘀，用于月经不调，血滞经脉，产后瘀滞腹痛，中医有"一味丹参，功同四物"之说；生地黄性寒，味苦，清热凉血，用于热在血分，迫血妄行的崩漏下血；生地黄性微温，味甘，养血滋阴，用于血虚诸证及妇人月经不调、崩漏；延胡索性温，味辛苦，活血散瘀，理气止痛，可用于经行腹痛、经行失眠；牡丹皮性微寒，味辛苦，清热凉血，活血散瘀，用于血滞经闭、痛经；红花性温，味辛，活血祛瘀通经，用于痛经血滞经脉，红花2~3g有养血之功，6~9g有活血作用。

笔者在临床上以本方统治月经不调，常收佳效，以下加减方为笔者多年应用本方之体会，可临证参考。

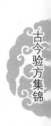

（1）若妇人体质虚寒，方中丹参、牡丹皮、生地黄用量宜小，可在原方基础上加入下焦三药（高良姜或炮姜、肉桂、小茴香）散寒止痛，温经通脉，可用于血分有寒瘀滞于少腹而致闭经或痛经。

（2）若妇人七情郁滞可用本方合四七汤（半夏、茯苓、紫苏叶、厚朴）行气散结、化痰降逆，临证常用于七情之气结成痰涎，状如破絮或梅核，吞之不下，吐之不出；或中脘痞满气不畅快，或痰涎壅盛、上气喘急，或因痰涎中结、呕逆恶心，如表现为肝气郁结者，亦可合逍遥散治之。

（3）若妇人宫寒不孕，可重用紫石英 20~30g。紫石英性温、味甘，可暖子宫，用于妇人血海虚寒不孕。

（4）若妇人平日倦怠乏力可予本方中加入泽兰一味即效，泽兰性微温，味甘苦，可解除妇人月经不调兼见疲倦者。亦可合抗疲劳四药（仙鹤草、太子参、枸杞子、黄精）。

（5）若妇人闭经可于方中加入卷柏；卷柏性平味辛，生用有破血逐瘀之功；无卷柏，也可用鬼箭羽、泽兰、莪术、葛根加入本方治之。

（6）若见妇人血虚明显，可合四物汤治之。四物调经，为妇科常用方。

（7）若妇人脾胃不健、脘腹胀满、纳食不香者，可合异功散治之，健脾益气和胃。

（8）若妇人经来断续或前或后，行而不畅，夹有血块；或经色正常，少腹胀痛，乳房胀痛连及两胁，可用本方合定经汤（菟丝子、当归、白芍、熟地黄、山药、茯苓、柴胡、荆芥穗）治之，取其补肾舒肝、养血调经之效。

（9）若妇人小腹胀满可加青皮、乌药，脐周痛加海螵蛸治之。

（10）若妇人伴有失眠可合酸枣仁汤（炒酸枣仁、知母、茯苓、川芎、炙甘草），取其养血安神、清热除烦之效。

《黄帝素问宣明论方》载**倒换散：**"治无问久新癃闭不通，少腹急痛，肛门肿疼。"方由荆芥、大黄二味组成，方中荆芥辛温发表，开上窍，有提壶揭盖之能；大黄能泄壅滞水气利二便。临床验之疗效可靠，屡用屡效。

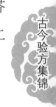

十一画

理中丸为温运脾阳之主方。主治腹痛时轻时重，喜温喜按者。本方可振奋脾阳，脾阳健，寒湿除，故诸证自愈。

理中丸治中焦虚寒，气不化津，传导失常。治习惯性便秘，可重用生白术 30~90g 以滋脾液，健脾运，润肠通便；伍枳实、党参补中行滞，降中寓升之妙；党参、甘草益胃健脾；干姜助脾阳而收殊动。

《济阴纲目》载，**黄芪汤**治妊娠胎不长，可安胎和气，思食利四肢。黄芪炒、白术炒、陈皮、麦冬去心、白茯苓、前胡、人参，各七分半（约2g），川芎、甘草，各五分，上加生姜3片、枣 2 枚，水煎服，食前服。

黄连温胆汤是由《三因极一病证方论》所载温胆汤基础上化裁而来的，主治胆胃不和，痰热内扰之心烦、失眠、胸闷、头身困、呕恶、口苦，苔黄腻，脉滑数。文献报道本方能降低血脂，改善血液高凝状态，对糖尿病无症状心肌缺血有疗效，亦可作为糖尿病酮症酸中毒、代谢综合征，2 型糖尿病的有效方剂。

黄连温胆汤功效为清热燥湿、理气化痰、和胃利胆。临证对痰热内扰所致诸症，如恶心呕吐、少寐多梦、胆怯易惊等，凡见舌苔黄腻或白厚腻或舌边红者均可选之。

黄连解毒汤为治实热汤剂，临床上各药用 1~3g，可治疗颜面红赤、焦躁不宁、心悸少寐，有良效。特别是失眠、夜间头脑清醒难以入寐、头昏眼花、心烦烘热者均可加减用之，常收良效。

黄连解毒汤出自《外台秘要》，为清热解毒代表方剂。由黄芩、黄连、黄柏、栀子组成，主治一切实火热毒、三焦热盛之证。现代药理研究表明，黄连解毒汤对肿瘤、脑缺血、糖尿病等疾病具有良好的作用，尤其用于老年痴呆，保护脑细胞作用明显。笔者对高血压病、焦虑症等病症，凡见面部赤红者，以三黄各 1~3g，栀子 3~6g，小量用之，有殊功。

《太平惠民和剂局方》中**菊花散**治疗目赤肿痛，昏暗畏光疗效明显。方药为：白菊花 15g、刺蒺藜 12g、羌活 10g、木贼 12g、蝉蜕 10g、水煎服，日 1 剂。

经方**猪苓汤**可用于前列腺增生属湿热伤阴者、前列腺增生尿潴留者。四逆散可治慢性前列腺炎继发精神抑郁者，芍药甘草汤可治前列腺痛。临床上对前列腺病的治疗，在应用其他方药治疗无效时可服用经方治疗，运用得当，其效捷。

麻黄升麻汤由麻黄、升麻、当归、知母、黄芩、玉竹、芍药、天冬、桂枝、茯苓、甘草、石膏、白术、干姜诸药组成，是医家公认的一张复杂方剂，应用本方争议颇多。若细心探究可以发现，本方对阳气内郁，寒热错杂之证用之常收奇效。有玩味之妙，看来古人不欺后人也。本方诸药合用，杂而有序，上热可清，下寒可温，郁阳可越，滋阴和阳而见效矣。

经方**麻黄汤**为发汗（辛温发汗）之重剂。麻黄为君，解表发汗以散风寒，又能宣利肺气而治气喘。辅以桂枝辛温通阳，可助麻黄解肌发汗，又可温通血脉以解疼痛。苦杏仁宣降肺气，协助麻黄止咳平喘。炙甘草调和诸药，而和脾养血。方中麻黄之剂量应大于桂枝、甘草，否则发汗解表之力差矣。

麻黄汤合六味地黄汤益阴通阳、通调水道，对小儿遗尿有效。见效后可予桂枝汤合缩泉丸加味调和阴阳、化气利水以善后，方药为桂枝 6g、炒白芍 9g、益智仁 6g、乌药 3g、山药 6g、熟地黄 9g、砂仁 3g、生姜 2 片、大枣 3 枚，水煎服，日 1 剂。

用**麻黄杏仁甘草石膏汤**与白蛇合剂同用，可作为治疗上呼吸道感染的协定方。

麻黄杏仁甘草石膏汤加龙骨、牡蛎，可用于急性气管炎的治疗，有良效。

麻黄杏仁甘草石膏汤合排脓散，可治疗急性支气管炎、支气管哮喘。常用药物为生石膏、炙麻黄、苦杏仁、炙甘草、枳实、白芍、桔梗，诸药对咳喘、胸闷、咳痰不利、胁痛或腹胀有良效。

现代临床研究证实**麻黄杏仁甘草石膏汤**具有清热、抗炎、抗菌、抗病毒、镇咳、祛痰等药理效应。临床广泛用于病毒性肺炎和急性喘咳。在《伤寒论》中石膏之量倍麻黄，两者比例为2∶1，表明用2份石膏可制约1份麻黄的辛温之性。麻黄与苦杏仁同奏平喘止咳之效。而石膏又充分发挥了清肺热的作用，此方很好地体现了"治咳逆上气"之旨，而主治肺热咳喘。

治疗郁热胃痛效方《寿世保元》**清热解郁汤**：栀子、干姜、川芎、黄连、香附、枳壳、苍术、陈皮、甘草，本方治胃痛有效。

十二画

越鞠丸行气解郁，升降散调畅气机，二方合用可治郁证见失眠、心烦、情绪低落、脘腹不适、周身疼痛，有良效。

越鞠丸为治疗气、至血、痰、火、湿及食诸郁之常用方剂，药物由香附、苍术、川芎、栀子、神曲所组成。临床实践已证实，本方诸药能调节血脂，使全身气机流畅，六郁得解，清升浊降，血脂正常。笔者用越鞠丸化裁方疏肝解郁五药（香附、郁金、栀子、神曲、苍术）加泽泻、泽兰、刘寄奴、炒山楂，治疗高脂血症，其效更佳。

张仲景《伤寒论》的**葛根汤**中葛根为主要药物，葛根有辛凉解表作用，又有较好的清热作用，还有舒缓肌肉的作用，此外葛根升阳气以治腹泻。葛根汤中药物组成为葛根 12g、麻黄 9g、桂枝 6g、生姜 9g、甘草 6g、白芍 6g、大枣 4 枚，诸药共奏发散风寒、解表退热之功。葛根汤可治妇儿感冒。适应证为发热无汗，皮肤干燥，身体困重，肌肉酸痛，脉虚数。

紫金锭又名玉枢丹、太乙神丹、追毒丹、紫金丹。具有辟秽、解毒、止呕吐的作用。对食物中毒、急性胃肠炎有效。亦可嚼服 3 粒，日 3 次，治疗食管炎或消化道肿瘤有一定疗效。

紫雪出自《苏恭方》，录自《外治秘要》，为治疗气血两燔之证之效方。临证对发热或内热炽盛者，取其清热通腑之力与应证方药相伍，有快捷退烧、通腑泻热之殊功。目前市售成药称为紫雪散或新雪丹。

痛泻要方由白术、防风、白芍、陈皮组成，为泻肝补脾剂，也有人称为抑肝扶脾剂。应用时应注意方中白芍用量应为 3~12g，应小于白术用量；便溏者白芍用量应在 6g 左右；便干者白芍用量应在 20~30g；腹痛明显者可去白芍用赤芍 6~9g；便溏用炒白芍，量为 15~20g；大通秘结用生白芍 30~60g，温运脾阳而通便；肠鸣亢进者防风可用至 15~20g，取其散寒胜湿之功；泄泻见舌苔白腻属脾虚湿重者合平胃散。

普济消毒饮出自《东垣试效方》，有清热解毒、疏风散邪

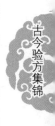

古今验方集锦

之功效。方药有黄芩、黄连、橘红、甘草、人参、柴胡、桔梗、连翘、板蓝根、马勃、僵蚕、鼠黏子、升麻。现代临床表明该方对传染性疾病、呼吸道疾病、皮肤科疾病、口腔科疾病治疗疗效显著，而且还常用于病毒性角膜炎、乳腺癌、病毒性脑膜炎、急性胰腺炎、流行性感冒、面神经炎等。

温经汤为仲景方，为临床应用经典方，常用于月经失调、痛经等妇科疾病的治疗。主治妇人五十所，病下利数十日不止；暮即发热，少腹里急，腹满，手掌烦热，唇口干燥及妇人少腹寒，久不受胎，兼取崩中去血，或月水来过多及至期不来。全方阴阳兼顾，用于妇人冲任虚损之更年期综合征常收效。本方合香苏散可促进子宫发育，改善卵巢功能，对于阳虚寒凝，气血亏虚，血不荣胞之不孕症，常收佳效。老年体衰寒郁下焦，冲任不固之带下不止，外阴瘙痒用之亦效。临床应用本方不必拘泥于妇人某种病，只要抓住唇口干燥、手掌皮肤粗糙或手发热或手掌裂口、少腹冷痛三条特征。用温经汤调理体质，多收奇效。

温经汤为《金匮要略》方，本方能温和气血、调养冲任、滋润肝胆。温经汤的治疗可使身体内部恢复春天之状态，像春天气候一样温和而流畅。方中麦冬宜重用，吴茱萸宜少用，效果方可平稳。

温胆汤加熟地黄、麻黄，可治精神类疾病见性欲低下、夜间遗尿者。温胆汤中加入郁金、明矾各 1~2g，可消顽痰郁火，可治顽固性头痛，或癫痫发作频繁者。

温胆汤加柴胡、黄芩、延胡索可治痰热内扰型不寐症。本方治疗失眠伴有头身沉重，胸闷脘痞，口苦，目眩，心烦，舌苔腻，脉滑数者。湿热中阻、气机失调、浊邪上蒙致眩晕者，可用温胆汤加荷叶治之，效佳。

用**温胆汤**合三子养亲汤再加丹参、桃仁、地龙，可用于老年慢性支气管炎、哮喘证属痰浊阻肺者，有较好疗效。温胆汤有和胃化痰之功，临床上配夏枯草、女贞子、墨旱莲、炒酸枣仁、五味子可治疗夜寐不宁。温胆汤能化痰湿以和胃，加莲子心、竹叶对痰热扰心之失眠有良效。

《万病回春》载**滋阴至宝汤**，药物组成为当归、芍药、白术、茯苓、陈皮、知母、香附、地骨皮、麦冬、柴胡各3g，贝母2g，薄荷叶1g，甘草1g。原书载本方常用于"妇人诸虚百损，五劳七伤"，能"健胃养心肺，退潮热，除骨蒸，止咳嗽，化痰湿，收盗汗"。日本汉方医认为本方可用于结核、肺炎、支气管炎等有持续低热而致衰弱者。

滋肾通关丸临床治疗上热下寒证有良效。方中知母、黄柏善清阴中之虚火，可引肾水上承；肉桂温通肾阳，引火归元；三药相伍有交通心肾之妙。滋肾通关丸（知母、黄柏、肉桂）清下焦湿热，能助膀胱气化而利尿。

滋肾通关丸为治湿热下注所致尿闭之方，若加益母草60~90g，临证治疗癃闭有奇效。方中益母草重用乃朱良春先生经验，朱氏谓："益母草小剂量活血化瘀，大剂量才有利水气的作用"。

十三画

慢性肾病可用**黑地黄丸**治之，有一定效果。该方出自《素问病机气宜保命集》，方中主要药物为熟地黄、苍术、五味子、干姜，辅以大枣。功效：健脾补肾，化湿降浊。方中熟地黄补血养阴，填精益髓，可补肾精不足；苍术燥湿健脾，助脾运化；姜枣相配，补脾和胃。共奏补肾健脾、化湿降浊之功效，故慢性肾病肾功能异常时可选用之。

临证应用**犀角地黄汤**，因犀角为禁用药品，价昂而不易得到，可用生石膏、白茅根代之，亦可收效，但二药用量宜大，小量则效果不著。

蒿芩清胆汤出自《重订通俗伤寒论》，由清代著名医家俞根创制，方由青蒿6g、黄芩6g、竹茹9g、半夏5g、赤茯苓6g、生枳壳5g、广陈皮5g、碧玉散（滑石6g、甘草1g、青黛2g）组成，属和解少阳剂，具有清胆利湿、和胃化痰的功效，多用于少阳湿热证。从临床疗效看，本方对多种感染所致的发热，各种原因及原因不明发热，尤其是病毒性感染疗效显著，可资参考。

蒲灰散为《金匮要略》方，原文谓："小便不利，蒲灰散主之。"方中蒲灰（即蒲黄）性味甘辛，生蒲黄既能收敛止血，又能行血祛瘀，有止血而不留瘀之特点，同时又有明显的利尿通淋作用。滑石甘淡寒滑，善清膀胱之湿热，通利水道，为治淋之良药。本方具有化瘀利窍、泄热通淋、凉血止血之功。

《医林改错》中**解毒活血汤**临证可用于顽固性风疹及红斑狼疮的治疗，有效。

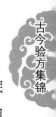

十四画及以上

酸枣仁汤为治疗肝血不足、虚火内扰心神所致的心烦失眠之效方。临证常用于神经系统疾病的治疗，与甘麦大枣汤合用疗效更好。酸枣仁汤为仲景方，为治疗虚烦不得眠经典良方。本方酸收与辛补并用，相反相成，既补肝体，又助肝用，具有养血调肝安神之妙，临床与夜交藤预知子汤合用，可收五脏和谐、阴阳平衡之效。酸枣仁汤功效为安心宁神，其治在心。方中酸枣仁养心血，安心神，又有养肝血之功；茯苓安心神，健脾行水；甘草益心气；川芎行肝血，散肝郁；知母可清肾中之虚火。本方有协调心、肝、肾三脏之功，故可收除烦安眠之功效。

增液汤由玄参、生地黄、麦冬组成，三药能入心、肺、肝、胃、肾五经，涵盖上、中、下三焦，共同补益五脏之阴，有增水行舟之功效。治便秘可加升麻清热解毒，升清阳而降浊阴。

《医学心悟》之**橘核丸**由橘核、荔枝核、小茴香、香附、川楝子、山楂六药组成，临床凡遇肝寒气滞作痛、作胀的下焦病证，随症加减施用，疗效可靠。

礞石滚痰丸一方出自元代医家王隐君《泰定养生主论》，此方由酒大黄、黄芩、青礞石（与焰硝同煅）及沉香组成。本方疗效独特，为后世医家推崇，临床对一些疑难怪病有奇效。本方治疗肺炎初期可与麻黄杏仁甘草石膏汤合用，后期可与竹叶石膏汤合用，有良效。本方还可治疗舌麻、顽固性梅核气、打鼾、梦中咬牙、高血压病头痛等。临证无论何病，只要抓住舌质红，舌苔垢腻而厚，脉滑数有力者，其病机为痰热胶结，放胆用之，必收良效。本方为攻逐之峻剂，不可常服，中病即止，市售有成药可随辨证方药同服，或取其入煎亦可。滚痰者，攻逐痰证之义，本方专治老痰属实热者及顽痰，虚人不宜，亦需留意。

藿香正气散方歌为藿香正气大腹苏，草桔朴苓陈白术，夏曲白芷加姜枣，诸药相伍疗效殊，若问此方有何用，内伤暑湿外受风，解表化湿兼理气，汤散均可有用途，暑天外感常选用，胃肠感冒效最殊。

癥积散治气滞血瘀之癥积有效，但需缓缓图之。方药为醋鳖甲 60g、穿山甲 15g、土鳖虫 15g、炒山药 30g、炒莱菔子 15g、水蛭 10g、丹参 20g、延胡索 15g、莪术 6g、陈皮 6g，共为细末。强人每次 3g，日 3 次；弱人每次 1g，日 3 次，服用时可用藕粉或炒面粉调服。本方为祛邪消散结聚之效方，少量服之，久服可邪祛正安。临证本散可广泛用于肝硬化、慢性肝炎、肝脾肿大、痛风、妇科肿块及各种原因所致内脏瘀血。若辅以辨证汤剂，本散可用 1g/ 次，日 3 次，兑入汤药服之，效佳。

其　他

张锡纯治喘药对：代赭石与人参相配能引肺气归肾，真元得以峻补，上焦浮火逆气下行，二药对虚证喘逆有殊功。

清代医家王泰林总结疏肝理气大法的证治心得，其所著《西溪书屋夜话录》谓："肝气自郁于本经，两胁气胀或痛者宜疏肝，香附、郁金、紫苏梗、青皮、橘叶之属。"此论精辟，切合实际，对后学者多有启迪。临证治杂病从肝入手常为捷径。

明代名医胡慎柔治胬肉攀睛方，临床验证确有疗效，但不能饮食者忌用，临床症见大小眦赤，或者赤丝附睛，或胬肉攀睛，属现代眼科的翼状胬肉、假性胬肉及部分结膜炎者。方药：桃仁 6g、枳实 3g、连翘 5g、白芷 1g、玄明粉 1g、山楂 5g，晚上服用，水煎服，日 1 剂，连用 10 剂即效。

叶天士治疗妇人乳病方：香附、青皮、橘叶、夏枯草。叶氏方与逍遥散、二陈汤合用可治乳癖，有良效。便溏者加炒白术；乳胀痛者加川楝子、延胡索；乳头痒或灼热者加牡丹皮、栀子；结块质地较硬者加海藻、浙贝母、皂角刺、丝瓜络。

痞满五药为叶天士用药经验，方由枇杷叶、苦杏仁、降香、

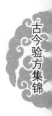
古今验方集锦

橘红、紫苏子组成。本方治肺以展气化，气舒则脾运得健，胃气得和。本方可治疗胸脘憋闷、胃脘胀满不舒，冠状动脉粥样硬化性心脏病（简称"冠心病"）、胃炎、胸膜炎而见上症者，用之疗效肯定。

治癫痫秘方：乌梢蛇 48g、壁虎干品 10g、胆南星 10g、地龙 12g、僵蚕 12g、炒莱菔子 10g、全蝎 10g、蜈蚣 3 条，共为细末，装瓶备用，每次服 2~3g，日 2 次，早晚用温开水送服一次，连用 30 天。

慢性结膜炎常见双目干涩，有异物感，视物易疲劳，结膜充血。临床常用《审视瑶函》助阳活血汤加味治疗。本方有益气升清、育阴明目之功。方药为炙甘草、黄芪、当归、蔓荆子、柴胡、防风各 10g，升麻 5g，生地黄 15g，枸杞子 15g，五味子 5g，菊花 12g，制何首乌 12g，水煎服，日 1 剂，连用3~10 剂即效。

增液汤由生地黄、玄参、麦冬组成，可治阴津不足之虚人便秘。方中玄参咸寒润下，滋阴降火；生地黄养阴清热；麦冬滋阴润燥，三药相伍，有滋养阴液、润肠通便之功。三药的一日用量应在 20~30g，疗效佳。

9. 中医治疗幼稚子宫及子宫发育不良方药（源自《百病良方》）为枸杞子 15g、菟丝子 12g、覆盆子 12g、五味子 20g、车前子 10g、乌药 10g、党参 30g、黄芪 30g、黄精 15g。本方益肝肾、调冲任，连用 30~50 剂可望见效。

赵振兴常用药物组合

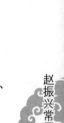

白蛇合剂：白花蛇舌草、白茅根、赤芍

补肾健脾汤：菟丝子、巴戟天、补骨脂、五味子、山药、莲子、芡实、炙甘草

带下三药：炒山药、薏苡仁、白果

定悸三药：龙眼肉、茯苓、龙骨

感冒群药：羌活、蒲公英、板蓝恨、贯众、大青叶

感冒四药：羌活、薄荷、蒲公英、牛蒡子

高脂血症五药：何首乌、草决明、丹参、生山楂、泽泻

骨痹四药：豨莶草、老鹳草、伸筋草、透骨草

护肝四药：垂盆草、虎杖、丹参、灵芝

活血降压三药：怀牛膝、丹参、酒大黄

加味新四物汤：当归、赤白芍、生熟地黄、川芎、鸡血藤

甲亢四药：夏枯草、僵蚕、浙贝母、山慈菇

健脾利湿三药：白术、苍术、茯苓

降糖三药：佛手、枸杞子、桑椹

降糖四药：黄连、干姜、乌梅、石榴皮

降压群药：豨莶草、夏枯草、菊花、杜仲、鬼针草、怀牛膝

抗过敏四药：徐长卿、乌梅、茜草、女贞子

抗痨四药：黄芩、丹参、百部、功劳叶

流感六药：青蒿、金银花、连翘、银柴胡、黄芩、桔梗

麻痛四药：当归、丹参、僵蚕、鸡血藤

排气二药：炒莱菔子、大黄

排气四药：枳实、厚朴、炒莱菔子、木香

痞满五药：炙枇杷叶、紫苏子、降香、杏仁、橘红

平补肝肾四药：女贞子、旱莲草、枸杞子、仙灵脾

平喘五药：麻黄、麻黄根、紫苏子、炒莱菔子、葶苈子

溶石三药：芒硝、鸡内金、郁金

润燥明目四药：炒白芍、石斛、决明子、茺蔚子

舒心五药：当归、牡丹皮、玫瑰花、玳玳花、橘叶

疏肝解郁五药：香附、郁金、桅子、神曲、苍术

疏肝调气五药：炒香附、郁金、栀子、神曲、苍术

水肿三药：泽兰、白茅根、炒白术

水肿四药：白术、白茅根、泽兰、杏仁

三芍：生白芍、炒白芍、赤芍

四草：豨莶草、老鹳草、伸筋草、透骨草

四金：郁金、金钱草、鸡内金、海金沙

四桑：桑叶、桑枝、桑椹、桑皮，

四藤：青风藤、海风藤、络石藤、鸡血藤

缩腹五药：丹参、赤芍、生何首乌、陈皮、玫瑰花

调肺五药：紫苏子、苦杏仁、桑白皮、黄芩、白前

调肾阴阳四药：仙茅、淫羊藿、知母、黄柏

通络四药：陈皮、玉竹、白芷、橘络

头痛五药：川芎、天麻、菊花、蔓荆子、荷叶

外痔四药：金银花、虎杖、黄怕、败酱草

五桑：桑寄生、桑皮、桑枝、桑椹、桑叶

五颜六色方（汤）：青皮、佩兰、黄芩、紫草、白茅根、制何首乌、红花

五子补肾丸：菟丝子、五味子、枸杞子、覆盆子、车前子

消渴三药：枸杞子、佛手、桑椹

消渴四药：黄连、干姜、石榴皮、乌梅

新骨痹四药：黄芪、淫羊藿、怀牛膝、川芎

新抗过敏四药：徐长卿、乌梅、茜草、女贞子

新益肾四味：桑寄生、川续断、枸杞子、功劳叶

胸痹三药：瓜蒌皮、薤白、三七粉

眩晕五药：葛根、川芎、龙骨、炒酸枣仁、丹参

荨麻疹四药：荆芥、桑叶、蝉蜕、白鲜皮

新腰痛四药：桑寄生、枸杞子、续断、功劳叶

腰痛四药：桑寄生、续断、狗脊、补骨脂

夜交藤预知子汤：夜交藤、预知子、合欢花、丹参、栀子、连翘

郁热三药：竹茹、丝瓜络、桑叶

止嗽四药：桑叶、紫苏叶、浙贝母、前胡

治肾六药：白花蛇舌草、白茅根、白鼓、黄芩、黄柏、漏芦

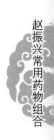
赵振兴常用药物组合

治泻四药：金银花、炒山楂、炒槟榔、生地榆

滋肾明目四药：枸杞子、菊花、女贞子、墨旱莲

慢性眼底病四药：枸杞子、茺蔚子、菟丝子、决明子

自拟活血散结汤：海藻、海浮石、连翘、赤芍、丹参、炒王不留行、穿山甲、皂角刺

扫码领取

●学【中医理论】
●听【方剂知识】
●诵【方剂歌诀】
●品【名医故事】

后　记

　　书至此间，才有空掩卷沉思。抬头看向窗外，又是杨柳依依，心中不由感慨万千，却只能道一句春去春来，忽然而已。事非经过不知难，这次有幸参与编纂工作，使我深刻感受到做学问是一件多么不容易的事情。

　　由于父亲平时诊务繁忙，我遂经常帮助父亲做一些工作。十分有幸，参与了《中医师承学堂》丛书的编纂，做了一部分整理、辑校工作。越是深入其中，越发现这套著作的信息量之大实在难以想象，看似漫不经心的一段话，实则蕴含了赵振兴师爷几十年的临床心血。每一段论述，每一个方药都值得去反复揣摩。武侠小说中有师父传授徒弟几十年功力的情节，赵老师的几十年"功力"就蕴含在这些只言片语之中。

　　我自入医门以来常侍诊于师爷赵振兴先生。师爷诊病往往信手拈来，举重若轻，行云流水宛若艺术，言语间无不显露出大家风范。每每回顾师爷的一言一行，如沐春风。其中点点细节，无论是用方用药，或是与病人的谈话，或是对我们的教导，往往是事后才能深刻领悟当中的用心。每次领会之后，无不由衷感叹。师爷高超的医术，高尚的医德，都是值得我用一生去追求。古人云："高山仰止，景行景止。"师爷就是我学医路上的高山。

在师爷的诊室侍诊学习，我能深刻感受到一种"场"的存在。赵振兴师爷有属于自己的气场。这种气场正气存内，邪不可干。无论什么患者，师爷都能给予他们必胜的信心，这种信心在药物之外给了患者强有力的支持。同时，这种气场又平和宁静，任何患者都能轻松进入，愿意把自己的病情、自己的痛苦，甚至烦心事、家务事都诉说出来，往往药还没服，病已经好了三分。天行健，君子以自强不息；地势坤，君子以厚德载物。赵老师确实已经达到这种刚柔并济的君子境界。

是书名《中医师承学堂》。师带徒是中医几千年传承的根基，优势是师父能在临床一线手把手传授，徒弟则在实际环境中真正领会中医的内核。这些文字就来源于赵振兴师爷带领徒弟日常诊病的过程中。往往患者出现某种疾病，老师随口讲述对应的理法方药，众学生记录，其中加减变化、灵活运用尽显其中，也有师爷休息时即兴口述讲解，学生们记录下来的文字，充分再现"师带徒"这一中医传承原汁原味的特色。再者，这些成果都深深根植于临床，又在临床经过广泛的验证，每一条都有其实用性和科学性，真传一句话，假传万卷书，虽然不是体系严谨的论文，但往往一句话、一小段论述直中问题要害，令人拍案叫绝，"师带徒真传"中的真，也正体现于此。

师爷的门诊量巨大，故而平时闲暇时间很少，自己根本没有时间著书立说。有幸，门下弟子、学生们都勤奋好学。大家共同努力才完成了这部著作，比如书中引述文献之多常人无法想象。单单是一一校对引述文献原文就是一项很大的工作；为更好的传承，书中的所有处方基本上都标注了参考用量，这些剂量的标注都经过师爷亲自验证、厘定，参考意义非常重大。所有这些工作的艰辛，恐怕只有经历过的人才会明白。所以，其中一言一句都是凝练着许许多多的心血，大浪淘沙，去粗取精，在这里体现的淋漓尽致。

可以说，这套书每一个字都体现了师爷几十年学习、临证的智慧和心得，能毫无保留地奉献出来，其希望中医薪火相传的拳拳之心，可以想见。作为中医后学，能够有这样的机会，参与其中，实在幸运，所以，我更当珍惜机会，勤奋学习，深刻感悟医道，精诚医术，方能不辜负前辈们的心意。是为记。

赵振兴再传弟子：李旭阳

2021 年 3 月 10 日

扫码领取

● 学【中医理论】
● 听【方剂知识】
● 诵【方剂歌诀】
● 品【名医故事】

弘扬中医文化
传承中医技能

01 扫码获得正版专属资源

微信扫描下方二维码，获得正版授权，即可领取专属资源。

盗版图书有可能存在内容更新不及时、印刷质量差、版本版次错误造成读者需重复购买等问题。请通过正规书店及网上开设的官方旗舰店购买正版图书。

02 智能阅读向导为您严选以下专属服务

学【中医理论】为中医学习打下坚实基础
听【方剂知识】掌握方剂配伍规律及运用
诵【方剂歌诀】教会你如何高效记忆方剂
品【名医故事】了解中医理论的发展历史

记【读书笔记】记录中医学习中的心得体会
加【读者社群】与书友们交流探讨中医话题
领【书单推荐】为中医从业者提供进修资料

03 操作步骤指南

微信扫码直接使用资源，无需额外下载任何软件。如需重复使用，可再次扫描。

扫码添加
智能阅读向导

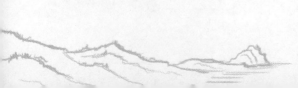